医療コーチング ワークブック
対話的コミュニケーションのプラットフォーム

日本摂食嚥下リハビリテーション学会教育委員会 ［編集］

東北大学大学院医工学研究科リハビリテーション医工学教授　**出江紳一**　［著］
東海大学医学部血液・腫瘍内科教授　**安藤　潔**　［著］
株式会社 Süperiieur 代表取締役社長, 一般社団法人日本 PX 研究会代表理事　**曽我香織**

中外医学社

出江紳一	東北大学大学院医工学研究科リハビリテーション医工学，同医学系研究科肢体不自由学教授
安藤　潔	東海大学医学部血液・腫瘍内科教授
曽我香織	株式会社 Süperiieur 代表取締役社長／一般社団法人日本ペイシェント・エクスペリエンス研究会代表理事

序　文

　コーチングは相手の自発的な行動を引き出し，その人の目標達成を支援する対話的コミュニケーションです．人材育成の手法としてスポーツやビジネスの世界で取り入れられ，近年では医療界でも知られるようになってきました．しかし，これまでは，指導医と研修医，看護管理者と看護チームといった同一職種内の上下関係の中で人材育成に活用する事例が主であったと思われます．医療が複雑化し多職種協働が当たり前となった現代では，職種間の横のつながりが重要です．このつながりは，普段から対話する組織文化の中で醸成されるものでしょう．では，他職種を尊重し職種間で学びあう医療組織を構築するにはどのようにしたらよいのでしょうか．

　2000年頃からコーチングが患者の健康状態を改善するとのエビデンスが蓄積されてきました．ガイドラインに基づいて包括的指導を行う従来型の疾患管理プログラムには，個々のニーズの反映が少なく，持続的効果を得にくいという課題がありました．それに対して，health coaching は患者中心のプロセスであり，患者の自己決定と自己責任が重視されます．患者の主体性が尊重される点での意義は認められますが，health coaching には目標が健康関連ゴールの達成に限定されているという批判もあります．それに対して真の意味で患者主体の目標達成を支援する life coaching という言葉もあります．筆者は後者寄りの研究を行ってきた中で，患者の物語りに基づく医療の実践が医療組織の文化となるには対話的コミュニケーションと，それが交わされる仕組み作りが必要であり，両方にコーチングの技術は貢献できると考えています．

　本書は，安全・効率的で変化に強い医療組織を構築しながら多職種連携医療により目標を達成する過程において，コーチングがどのように活用できるのかを読者が考え，実践するために企画されました．コーチングの哲学的・心理学的・社会学的背景を踏まえ，保健医療福祉分野におけるコーチングのエビデンスを理解した上で，具体的なコーチングスキルを学ぶ構成となっています．また，それぞれの現場に合った学習を進められるよう，随所に職場の仲間とのエクササイズやディスカッションを入れました．

本書をきっかけとして，読者の皆様が医療分野のコーチングの醍醐味を知って実践を深めて下さり，それが患者さんのケアの向上に繋がったならば，私たち著者にとって最高の喜びです．

　　　　　　　　　　　　　　　　日本摂食嚥下リハビリテーション学会　教育委員会　委員長
　　　　　　　　　　　　　　　　　　　　　　　　　　　　　出江　紳一

目　次

Chapter I　コーチングの基礎的理解

Chapter I-1　コーチングとは何か 〈曽我香織〉 2
- コーチングの概要 ……………………………………………………………… 2
- コーチングの3原則 …………………………………………………………… 5
- コーチに求められる資質・スキル …………………………………………… 6
- コーチングと混同されやすい手法・コーチングへの誤解 ………………… 7
- 医療分野のコーチングで注意すべきこと …………………………………… 8

Chapter I-2　コーチングの歴史と背景 〈安藤　潔〉 10
- コーチングの歴史 ……………………………………………………………… 10
- 言語論的転回 …………………………………………………………………… 13
- コミュニケーションの社会学 ………………………………………………… 14
- メディカルコーチング ………………………………………………………… 16

Chapter I-3　保健医療福祉分野におけるコーチングの エビデンス 〈出江紳一〉 23
- 患者をクライアントとしたコーチングの概要 ……………………………… 24
- 脊髄小脳変性症者へのコーチング …………………………………………… 28
- コーチングの教育研修 ………………………………………………………… 30
- エビデンス構築に向けた今後の課題 ………………………………………… 39

Chapter II　多職種連携医療に活かすコーチングスキル

Chapter II-1　理想的なチーム医療の姿 〈出江紳一〉 44
- 組織のタイプ …………………………………………………………………… 44
- 価値共創型組織の事例 ………………………………………………………… 47

Chapter II-2　医療従事者がコーチングを学ぶ意義　〈出江紳一〉51
- 患者との対話　51
- 患者中心医療の組織作り　54

Chapter II-3　信頼関係とペーシング　〈曽我香織〉62
- 職場の信頼関係を考える　62
- 信頼されない人の特徴　64
- 相手の安心感を生み出し，信頼関係を築くスキル「ペーシング」　66

Chapter II-4　聴く　〈曽我香織〉70
- なぜ，「聴く」必要があるのか　70
- 話を聴く際のポイント　72
- 相手の自発的な気づきを生み出す　74

Chapter II-5　タイプ分け™　〈曽我香織〉76
- 「タイプ分け™」とは　76
- 職種別のタイプ傾向　80
- 「タイプ分け™」の活用法・注意点　81

Chapter II-6　承認　〈曽我香織〉83
- 「承認」とは　83
- 承認のレパートリーを増やす　85
- 個別対応を意識した承認を行う　86

Chapter II-7　フィードバック　〈曽我香織〉89
- 自己認識力を高める　89
- 「フィードバック」とは　90

Chapter II-8　アカウンタビリティ　〈曽我香織〉94
- 主体性の高い組織，低い組織　94
- アカウンタビリティを発揮する　95
- ビクティムの扱い方　99
- 「アカウンタビリティを引き出す」コーチング　101

Chapter II-9　提案・要望　〈曽我香織〉104
- コーチングスキル「提案」　104
- コーチングスキル「要望」　107

Chapter II-10　コーチングフロー　〈曽我香織〉109
- コーチングの「型」を知る　109
- 3分間コーチング　114

Chapter II-11　効果的な質問をする　〈安藤　潔〉117
- 人は「質問」に支配されている　117
- コーチングスキル「質問」　118
- 質問のバリエーションを広げる　121

Chapter II-12　リーダーシップ　〈曽我香織〉124
- 良いリーダー，悪いリーダー　124
- コーチ型リーダーが求められる理由　126
- タイプ別リーダーシップ発揮方法　127

Chapter II-13　多職種コミュニケーションを活性化させる　〈安藤　潔〉134
- ファシリテーションのポイント　134
- 多職種コミュニケーションを考える　136
- 院内多職種チームミーティングでの方針策定（事例）　138
- 地域医療連携における医療と介護の円滑な情報共有（事例）　141

Chapter II-14　対患者コミュニケーションとコーチング
〈安藤　潔〉146
- 対患者コミュニケーションを考える 146
- 対患者コーチングのケーススタディ 150

索引 161

●コラム
- 1　NLP（Neuro-Linguistic Programming） 18
- 2　『社会構成主義の理論と実践　関係性が現実をつくる』
（ケネス・ガーゲン著）の紹介 19
- 3　コミュニケーションの意味の変遷 21
- 4　学生にコーチングを教える 32
- 5　医療の質 41
- 6　コーチングが活かされる組織 46
- 7　訪問リハビリテーションとコーチング 55
- 8　地域包括ケアとコーチング 60
- 9　『マネジメント　基本と原則』（ピーター・ドラッカー著）の紹介 131
- 10　アカデミックコーチへの期待 132
- 11　『「チーム医療」とは何か　医療とケアに生かす社会学からの
アプローチ』（細田満和子著）の紹介 144
- 12　『病いの語り　慢性の病いをめぐる臨床人類学』
（アーサー・クライマン著）の紹介 158

本書Ⅰ-1，Ⅱ-3〜Ⅱ-10については，著者が株式会社コーチ・エィで学んだことを参考にしている．

▶▶▶ **Chapter I**
コーチングの基礎的理解

Chapter 1

コーチングとは何か

　本章ではコーチングの概要理解を目的として，コーチングの語源・目的，期待される効果，コーチングの3原則，コーチに求められる資質やスキル，コーチングと混同されやすい手法について概説する．

コーチングの概要

　コーチングは馬車を表す古いアングロサクソン語に由来する．中世の頃ハンガリーには城塞都市コマーロムの近くにコチという町があり，輸送網の重要拠点だった．15世紀には「コチ・セケール（Kocsi szekér）」と呼ばれる馬車が作られ，やがて町の名前「コチ」と呼ばれるようになる．これが「コーチ」の語源であり，今いる所から行きたい場所に人を運ぶ，すなわち相手の目標を達成することがコーチングの目的である[1]．

　有能なコーチは相手の目標達成のために指示・命令を行うのではなく，相手との対話の中で気づきを促して自発的な行動を生み出す．「コーチング」は，そのような「対話的コミュニケーション」のモデルである．その概要は 図1 と 図2 により示される．つまり，コーチはクライアントを観察し，効果的な質問，フィードバック*を投げかけ，それに対するクライアントの応答を承認*，傾聴する．クライアントは，コーチの質問，フィードバックに応答する過程で気づきを得る 図1 ．このような対話のサイクルを 図2 のような時間軸の流れ（コーチングフロー*）の中で継続することによって，クライアントの自発的な行動を生み出し，クライアントの目標達成を支援する．

用語
フィードバック▶▶▶相手の設定した目標に対する相手の現状を主観的・客観的に伝えること．
承認▶▶▶相手を褒めることや，相手の存在を認めること．（p.83）
コーチングフロー▶▶▶効果的なコーチングを行うための「型」．

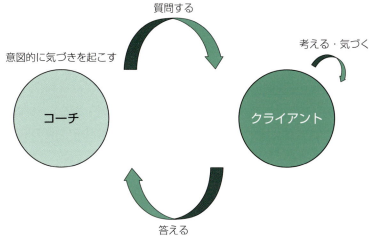

図1 クライアントに気づきが起こる仕組み

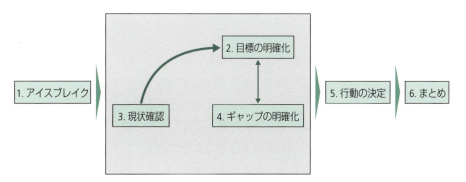

図2 コーチングフロー

　近年,医療の質や医療安全の向上に向け多職種人材が連携してひとりひとりの患者に適した医療,チーム医療を提供することが求められている.多職種連携をうまく進めるためには,関係するスタッフ間で丁寧にコミュニケーションをとり,情報やケアの目標を共有してチーム医療を実現する姿勢が重要である[2].　チーム医療を実現する上で欠かせないものの一つに医療者のコミュニケーション能力があげられる.コミュニケーション能力の向上は患者中心のチーム医療を実現する上で重要であり,これまでの研究結果でも示されている[3].　医療者が現場で発揮すべきコミュニケーション能力には対

職員および対患者コミュニケーションがあり，これらの能力を高める上でコーチングの考え方やコーチングスキルが有用である．

組織コーチングの目的は，職員全体の意識改革による業務改善の促進や生産性向上，リーダーシップの向上[4]，後進の育成，医療チームまたは医療者のパフォーマンス向上などがあげられる．

コーチングは対患者コミュニケーションにも利用できる．主に難病や慢性疾患のNBM（Narrative Based Medicine）の実践による患者のQOL向上や患者の自己選択による主体的医療の実現が報告されている[5]．

このように，医療者がコーチングの技法を習得し対職員・対患者にコーチング技法を実践することで，より高い医療アウトカムや患者のQOL向上を図り，患者中心のチーム医療実現が期待できる．

具体的には，医療者がコーチングを学び医療現場で実践することで，本人や周囲・職場に次のような変化が期待できる[6]．

▶ 本人の変化

- 相手の発言に耳を傾けるようになる
- 相手の行動や成果を承認するようになる
- 相手が受け取りやすいようにフィードバックできるようになる
- 相手のモチベーションを向上させることができるようになる
- チームメンバーの能力を引き出せるようになる
- 部下育成へのコミットメントが上がる
- 仕事を任せられるようになる
- 主体性が向上する

▶ 周囲・職場全体の変化

- 相手の話に耳を傾けた上で，自分の意見も言うようになる
- 不平不満が減る
- 職員が前向きに業務に取り組み，指示されなくても動くようになる
- 職員同士が助け合うようになり，他部門との連携が強くなる
- 多職種間コミュニケーションが円滑になる
- 職員満足度が向上する

コーチングを組織的に導入したある病院では，対職員コーチングにより臨床研修部の創設，手術・検査支援センターの設立，脳神経内視鏡センターの創設などのアイディアが職員から主体的に出され，実現した．全職員対象の職員満足度調査において，コーチングを学んだ職員はその他の職員よりも理念・連携・コミュニケーション・モチベーション・主体性・能力開発・医療の質・総合評価全8項目全てにおいて高い評価が得られており，職員満足度が相対的に高かったと報告されている[7]．

コーチングの3原則

コーチングは以下の3原則に則って行われる．

● インタラクティブ（双方向）

コーチングでは，コーチが一方的に教えたり話し続けたりするのではなく，コーチとクライアントの対等な双方向のコミュニケーションによって成立する．

● テーラーメイド（個別対応）

コーチングはコミュニケーション手法の1つである．コミュニケーションには絶対的な正解が存在しない．コーチはクライアントの性格やクライアントの持つ背景・価値観に合わせてコミュニケーションを交わす．クライアントがコーチのコミュニケーションに違和感を感じた場合はコーチにその旨を伝え，コーチはただちに修正を行う．

● オンゴーイング（現在進行形）

クライアント自身やクライアントの置かれている状況は常に変化する．コーチングでは「今」を扱う．

コーチングの3原則を徹底するためには，コーチとクライアントに信頼関係が構築されていることが前提である[8]．

コーチに求められる資質・スキル

　コーチには，クライアントの目標達成を手助けするために裏付けとなる意見や価値観，クライアントの目標達成を手助けする技能を併せ持つことが求められる．しかし，それはコーチがクライアントの活動分野の「専門知識」を持つことや，クライアントのビジネスの仕組みを正確に知っていることを意味しない．コーチングはクライアント自身がその活動分野の専門家であることを前提としている．コーチがクライアントのビジネスに関する専門知識を有している場合には，クライアントがコーチに答えを求めようと依存するなどコーチングが難しくなることもあり，専門知識と経験はコーチにとって障害にさえなり得る場合があることを自覚すべきである[1]．

　コーチングには200以上のスキルがあるとされる．代表的なものとしてChapter IIで扱う「ペーシング*」，「聴く*」，「承認*」，「フィードバック*」，「提案*」，「要望*」，「質問*」のスキルがあげられる．コーチングスキルが機能するためにはコーチとクライアントに信頼関係が構築されていることが前提となる．

ペーシング▶▶▶英語の"pacing"（歩調合わせ）に由来する．話し方や身振りなどを相手に合わせることで，相手との一体感や安心感，信頼感を生み出す効果がある．
聴く▶▶▶お互いの価値観や考え方を理解し尊重し合うため，相手の言葉に耳を傾けること．コーチングにおいては，自分の考えを伝えるよりも相手の話を聴くことの方が重視される．
承認▶▶▶相手を褒めることや相手の存在を認めること．このスキルを用いることで，相手の成長を認知させ，相手の自己効力感やモチベーションの向上が期待できる．
フィードバック▶▶▶相手の設定した目標に対する相手の現状を主観的・客観的に伝えること．
提案▶▶▶相手に新しい視点を提供し，相手の思考や行動の選択肢を増やし，目標に向けて行動を起こすサポートをすること．
要望▶▶▶相手の可能性を引き出して相手の「枠」を超えるきっかけをつくること．
質問▶▶▶通常は情報収集のためのものと考えられているが，コーチングにおいては，質問によって考えるきっかけを与え，「気づき」が促進され，それが従来の習慣的行動とは異なる新たな行動につながるとされている．

コーチングと混同されやすい手法・コーチングへの誤解

コーチングとよく混同される手法として，ティーチング，コンサルティング，カウンセリングがあげられる．

▶ ティーチング

ティーチングの目的は，ティーチャーが持っている知識や経験を教えることである．間違いが起きにくく，相手に素早い行動を起こさせるメリットがある．一方，受け身になることで相手が自発的に思考・行動しなくなる，教えられた知識が古くなると使えなくなるなどのデメリットもある．

▶ コンサルティング

コンサルティングの目的は，専門家として相手に代わり問題解決を行うことである．緊急時や難易度の高い業務をこなす場合いち早く解決策を手に入れることができるメリットがある．一方，専門家の力を借りるため相手の気づきや成長につながりにくいデメリットがある．また，外部のコンサルタントを雇う場合は高額な費用が発生することもある．

▶ カウンセリング

カウンセリングの目的は，専門家として相手の心理的・精神的問題に対応することである．うつ病など精神疾患の予防・早期発見・解決につながるが，通常は健常者を対象としない．

■コーチングへの誤解

コーチングを「誘導」のためのコミュニケーション技術と誤解されることがある．コーチングとは相手の目標を達成するためのものであり，自分が相手に期待する行動をとらせるためのものではない．自分の正解に誘導するための質問を続けていくと，相手は誘導に対する抵抗感を示し，コーチングは機能しなくなる．また，相手に一定の業務を同じレベルでこなすことを求める場合には，ティーチングが望ましい．つまりマニュアルやルールの徹底など正解がある業務にコーチングを使うことは適切でない．

医療分野のコーチングで注意すべきこと

　コーチングの目的は，相手の自発的な気づき・行動を促して目標達成を支援することである．主体的な思考や行動を引き出すメリットがある．一方で，相手の思考スピードや視野の広さの程度に応じて，気づきが起こるのに時間がかかり，これがデメリットとなることもある．

　医療者は病気の診断や治療を仕事とするため，ティーチャーやコンサルタントを職業性格とすることが多い．そのため人材開発や部下育成の場面においても問題発見・解決（コンサルティング）や知識・スキルの指導（ティーチング）に偏る傾向がある．しかしコンサルティングやティーチングだけでは相手の主体性を奪い，上司への依存や思考の停止，「やらされ感」を生み出すことがある．コーチングを日常のコミュニケーションに取り入れることによって相手自身に考えさせ気づきを生み出したり自発的な行動を促進したりすることが期待できる．

　また，コーチングは全てのケースにおいて有効ではないことにも注意したい．コーチは，相手の置かれている環境や心理的状態を観察した上で目的に応じた手法を選択することが重要である．医療機関でよくありがちなコーチングの失敗例を紹介する　表1　．

表1　医療機関でありがちなコーチング失敗例

よくある失敗パターン	考えられる原因と対応策
1. 相手との上下関係が明白で，相手がコーチに対して気を遣う発言や躊躇する場面が見られる	原因： ①相手がコーチングの意味や目的を理解できていない ②相手がコーチング内での発言は人事評価などに影響するものと考えてしまう 対応策： ①コーチングについてのティーチングを行う ②コーチングを始める以前に，お互いの価値観や考え方の理解を深めて信頼関係構築に時間をかける

表1のつづき

2. 自分の理想に相手を近づけることがコーチングだと考え，相手の意見を誘導する質問をしてしまう	**原因:** ①コーチ自身のコーチング理解が浅い ②コーチがコーチングの成果を出そうと焦ってしまう **対応策:** ①コーチング開始時に相手とコーチングの目的やコーチの役割について確認し，合意する ②コーチが誘導を認識した時点で相手に印象を確認．相手も誘導感を抱いていた場合は，なぜそう感じたのか，本来はどう考えていたのかを質問する
3. 緊急事態や患者クレーム発生時に部下へコーチングを実施してしまい，現場の混乱を招く	**原因:** 目的と手段の取り違い **対応策:** コーチングは緊急ではないが重要な事柄において機能する．緊急時はリーダーが指示出しや意思決定をする

このようなコーチングの特性を理解した上で，医療現場にコーチングを適用することが重要である．

■文献

1) ジョセフ・オコナー，アンドレア・ラゲス．コーチングのすべて．東京: 英治出版; 2012.
2) 孫 大輔．対話する医療 人間全体を診て癒すために．東京: さくら舎; 2018.
3) 岡本智子，鈴鴨よしみ，出江紳一．コミュニケーショントレーニングが医療現場の組織活性に及ぼす影響．医療の質・安全学会誌．2016; 11: 39-46.
4) 桜井一紀，上西紀夫，横尾英孝，他．医療現場で生かせる！コーチングの実践．医事業務．2015; 11.
5) 安藤 潔，柳澤厚生．難病患者を支えるコーチングサポートの実際．東京: 真興交易医書出版部; 2002.
6) 杉野裕志，近藤規明，柴田一泰，他．全病院的なコーチングの導入と検査部の変化．日赤検査．2016; 49: 13-8.
7) 清水紀子，山口和宣，渡邊 勝，他．医療機関初，全病院的なコーチングを導入した3年間の成果と課題．日本病院会雑誌．2016; 63: 50-5.
8) 鈴木義幸．コーチングの基本．東京: 日本実業出版社; 2009.

〈曽我香織〉

Chapter 1-2

▶▶▶ コーチングの歴史と背景

　前章で概説されたように，コーチングは「対話的コミュニケーション」のモデルである．日常的行為とも考えられる「対話的コミュニケーション」が，なぜあらためて注目されるのか？本章ではコーチングの歴史的および理論的背景を振り返る．その後，医療領域におけるコーチングの展開について紹介する．

コーチングの歴史（表1）

　19世紀末にフロイト（Sigmund Freud）が精神療法を開発し，20世紀前半にユング（Carl Gustav Jung）が臨床心理学を確立した．それ以降，ヨーロッパおよび米国でさまざまな精神療法・心理療法が開発された．1950年代になると，それまでの心理学が心の病理を対象としていたのに対し，マズロー（Abraham Harold Maslow）は人間の高次動機としての創造・健康・道徳・自己実現を対象とする新しい心理学「人間性心理学」を構築し，研究領域を広げた．コーチングには現在さまざまな理論や流派が存在するが，いずれもその起源を「対話」により展開する心理療法に遡ることができる[1]．

　1962年に設立された米国のエサレン研究所がコーチングに与えた影響は大きい．スポーツの「コーチ」から現在の「コーチング」を生み出したガルウェイ（W. Timothy Gallwey）は実際にここでテニスコーチを行っていた．またマズロー，ロジャーズ（Carl Ransom Rogers），そしてNLP（Neuro-linguistic programming：神経言語プログラミング）の開発に多大な影響を与えたベイトソン（Gregory Bateson），パールズ（Frederick Salomon Perls），サティア（Virgina Satir）らもこの研究所に滞在し，豊かな共同研究を展開した[2]．

　1970年代に開発されたNLPは，モデリングによりそれまでに開発されたさ

表1 コーチング関連の歴史

1886年	フロイトによる精神分析
1916年	ユングによる分析心理学
1940年	ロジャーズによる来談者中心療法
1954年	マズローによる人間性心理学
1960年	ベックによる認知療法
1962年	エサレン研究所設立
1974年	ガルウェイ 「新インナーゲーム」
1976年	バンドラーとグリンダーによるNLP
1989年	コーチUおよびCTI設立
1995年	国際コーチ連盟（ICF）設立
1997年	日本で最初のコーチ養成機関としてコーチ・トゥエンティワン設立
1999年	日本コーチ協会（JCA）設立
2000年	CTIジャパン設立
2002年	「難病患者を支えるコーチングサポートの実際」[7]出版
2006年	日本臨床コーチング研究会設立
2011年	メディカルコーチング研究会設立

まざまな心理療法の中から有効な要素を抽出し，スキルとして言語化した[3]．現在コーチングで用いられているスキルの多くはNLPにより開発されたものである．すなわち，「ゴール設定」，「有効な質問」，「マッチング」，「アンカリング」，「ペーシング」，「コーチングフロー」などはNLPの技法に由来する．（一方で，「傾聴」，「繰りかえし」，「明確化」などはロジャーズによる来談者中心療法の中で開発された．）NLPはその後，心理療法の領域にとどまらずビジネス，教育，能力開発などの領域でも利用されるようになった（コラム1:「NLP」，p.18）．

1990年代に開発されたコーチングはNLPから多くのものを受け継いだ．しかしながら，NLPでは言語使用に現れる無意識的側面，非言語的コミュニケーション，認知の脳内過程，が強調され，難解な用語が仰々しさを感じさせるのに対し，コーチングはすべてのプロセスが日常的な言葉を用いた「対

話」により進行するので，初学者やクライアントにもなじみやすい．さらに重要な点は，NLPは相手を操作する側面に力点が置かれているのに対して，コーチングは当初より心理療法を目指すものではなく，クライアントの自発的なゴール達成を支援することを目指している．クライアントが対話を通してコーチとの間につくりだした「1枚の絵」を，2人で眺めている，というイメージである 図1 ．

「ゴール」をテーマとした対話的コミュニケーションの中で生じてくるダイナミズムがコーチングを駆動する力である．コーチングは現在，教育・ビジネス・マネジメントなど幅広い領域で普及している．かつてNLPの著名なトレーナーであったロバート・ディルツ（Robert Dilts），アンソニー・ロビンズ（Anthony Robbins），ジョセフ・オコナー（Joseph O'Connor）らはいずれも現在はコーチングのトレーナーとして活躍している．

1992年に米国でコーチ養成機関としてコーチU（Coach University）とCTI（Coach Training Institute）が設立された．それぞれの研修プログラムは1997年に設立されたコーチ・トゥエンティワン，2000年に設立されたCTIジャパンによりわが国に導入されて普及した．1995年には国際的なプロフェショナル・コーチの職業的団体としてICF（国際コーチ連盟）が設

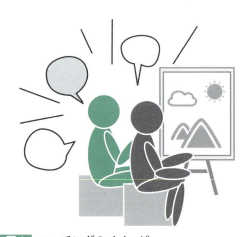

図1　コーチングのイメージ
コーチとクライアントの対話は，「1枚の絵」を2人で眺めながら進められる，というイメージを持つと良い．

立された．ICFはコーチの質を担保するためにコア・コンピテンシーを定めており[4]，アクティビティーに応じてACC（Associate Certified Coach），PCC（Professional Certified Coach），MCC（Master Certified Coach）の認定を行っている．ICFは2018年現在120ヵ国から2万人を超える会員を抱え，17,000人の認定コーチが活躍している．日本でも1999年に日本コーチ協会（JCA）が設立された．

言語論的転回

前節ではコーチングの発展の歴史を辿ったが，本節および次節ではその思想背景を概説する．

近代哲学はデカルト（René Descartes）の「我思う，ゆえに我あり」に始まると言われる．すなわち，われわれ人間の持つ明晰な思考能力によって普遍的な客観的真理に到達できるという確信が，その後の科学や社会の発展を支えてきた．最終的に近代的思考は，「世界のあらゆる現象や事物を，"論理的思考"と"実証的検証"によって，客観的に理論化・法則化できる」とする「論理実証主義」に到達する．

ところが19世紀末にマイケルソン＝モーリーの実験によりニュートン力学の限界が示され，20世紀初頭には量子力学の「不確定性原理」（ハイゼンベルク），数学の「不完全性定理」（ゲーデル）が提出されるなど，次々と近代理性の限界が明らかとなった．ユークリッド幾何学（数学）とニュートン力学（古典物理学）こそ近代理性のモデルであっただけに，これらが思想界に与えた影響は根源的であった．

そこで20世紀は，近代理性に対する根本的な問い直しの世紀となった．人間の「思考」の本質は言語・記号操作である．その際，言語は外界世界と一義的に対応し，認識と言語は完全に一致するものとされていた．それに対してソシュール（Ferdinand de Saussure）は，言語記号の「恣意性」の原理を明らかにした．すなわち，言語はあらかじめ外界に対象として存在する事物をさし示すのではなく，言語のシステムが，対象をそれとして切り取り，意味あるものとして成立させるのである．またウィトゲンシュタイン（Ludwig Josef Johann Wittgenstein）は「言語ゲーム」という考え方を提出

し,「言葉が意味を獲得するのは,このゲーム(社会的な交流)のなかで言葉を用いることによる」とした.これらの新たな言語観は,「個人の中に存在する思想や情念を表現したり,周囲の世界を記述したりするための無色透明な媒体である言語」という近代哲学の前提から,「それ独自の秩序をもった自律的存在である言語」という現代哲学の前提への転回,すなわち「言語論的転回」をもたらし,さまざまな分野に多大な影響を与えた.特に社会学や心理学の領域では「関係性が現実をつくる」とする「社会構成主義」に到達した(コラム 2:「社会構成主義の理論と実践」,p. 19).

　このような思想転回の中であらわれてきた「地図は現地ではない」「言語が現実を構成する」などの視点は NLP やコーチングにおいても前提とされている.「傾聴」(p. 29),「質問」「承認」(p. 6)によって進行するクライアントとコーチのコーチング・カンバセーション(前章図 1, p. 3)は,相互主観性に基づく対話のループであり,コーチングフロー(前章図 2, p. 3)は 1 つの物語的構造を持つ.また「関係性が現実をつくる」という前提からは,単なる情報伝達にとどまらないコミュニケーションの重要性が注目される.コーチングにおける対話は意味,価値,自己概念,アイデンティティ,生き甲斐,組織文化を創生するダイナミックなプロセスとなる.

　現在の医療においても,上記の思想的変遷が与えた影響を端的に表現するなら,論理実証主義が EBM (Evidence based medicine),社会構成主義が NBM (Narrative based medicine) を生み出したと言える.重要なことは「論理実証主義」も「社会構成主義」も,「真理」というよりは 1 つの立場の表明であり,医療従事者としては両者を使い分けることのできるプラグマティックな態度が必要であろう.

コミュニケーションの社会学

　言語に対する根源的な再考は,その後,解釈学や物語論を生み出し,最終的に言語のやりとりであるコミュニケーションに新たな光を当てることとなった.「言葉の意味は関係性の中で決定される」という言語論的転回の帰結は,コミュニケーションの重要性に対する新たな認識を生み出したのである.従来,コミュニケーションを対象とする学問的関心は,通信などの伝達

技術,情報を媒介するメディア,マス・コミュニケーションなどマクロな視点に立ったものであったが,近年は日常的・個人的なコミュニケーションも心理学,社会学の分野で研究対象となっている(コラム3「コミュニケーションの意味の変遷」, p.21).

社会学では,日常生活の中で交わされているコミュニケーションの機能として以下の4つが指摘されている[5].( )は主な研究者.
① 対話としてのコミュニケーション (ハーバーマス)
② 遊戯としてのコミュニケーション (ジンメル,ゴッフマン)
③ パラドックスとしてのコミュニケーション (ミード,ベイトソン)
④ 接続としてのコミュニケーション (ルーマン)

実際のコミュニケーションはこれらが混在したものであるが,コーチングが扱うのはこの中で,主に「対話としてのコミュニケーション」である.

対話としてのコミュニケーションを理論化したのはハーバーマス(Jürgen Habermas)である[6].彼は人間の社会的行為を「道具的行為」と「コミュニケーション的行為」の2類型に分けた.前者は自然や他者の支配と操作を目的とした行為で,後者は言語的了解によって,行為の相互主観的な調整を図るためのものである.了解もしくは合意が得られるためには,言語行為の結果が妥当であると双方が理解しなければならない.そして「妥当要求」として「正当性」「真実性」「誠実性」それぞれに対する合意形成が必要であるとした.「コミュニケーション的行為の理論」は公共圏における公論についての社会理論として提出されたものであるが,今日,社会のさまざまな分野で対話的コミュニケーションが重視されている.

医療が人を対象とする営みであり,医療従事者と患者間のコミュニケーションが医療の質を高めるためにも重要であることは言うまでもない.医療従事者と患者間では,ケアをする/ケアをされるという関係の非対称性に加えて,専門家としての医療情報の優位性に基づく非対称性が特徴である.この結果,従来パターナリズムに基づくコミュニケーションがとられていた.近年「インフォームド・コンセント(informed consent: IC)」「シェアード・ディシジョン・メイキング(shared decision making: SDM)」「セカンドオピニオン(second opinion)」「エンパワーメント(empowerment)」などの外来語が続々と導入されているが,これは対話的コミュニケーションの重

視という共通の背景に由来する．わが国では「インフォームド・コンセント」「シェアード・ディシジョン・メイキング」「セカンドオピニオン」「エンパワーメント」などのそれぞれが個別の「手法」として捉えられる傾向があるが，むしろ「対話的コミュニケーション」のモデルとして汎用性の高いコーチングを導入することが有用であろう．

　一方，医学の進歩・複雑化を反映して，専門家集団によるチーム医療が必要とされている．コーチングは医療現場の多職種連携やマネジメントにおいても有用性が検討されている．

メディカルコーチング

　医学領域へのコーチング導入は，米国では1990年代後半から開始された．2000年以降に生活習慣の改善，服薬・コンプライアンスの改善，疼痛軽減などに対するコーチング介入の効果が無作為比較試験（RCT）で検証されている．詳細は次章で紹介する．

　わが国でも同時期に医療界にコーチングが導入された．当初は医療従事者と患者間のコミュニケーションへの有用性が検討された．慢性難治性の難病患者を対象としてコーチングを利用した医療コミュニケーションの事例集として『難病患者を支えるコーチングサポートの実際』が2002年に出版され[7]，引き続き，がん[8]，糖尿病などの生活習慣病[9]，リハビリテーション[10]への適用が報告されている．実証研究としては脊髄小脳変性症患者に対するコーチング介入の効果がRCTにより2007年に報告された[11]．この後，研修医・看護師など医療従事者の育成，多職種連携の構築，病院組織コーチング[12]など幅広い展開が見られている．2006年に日本臨床コーチング研究会[13]，2011年にメディカルコーチング研究会[14]が設立された．

　医療分野でコーチングが果たす役割をまとめると，大きく分けて2つに分けられる．対患者コーチングでは，リハビリテーションの促進や生活習慣の改善の他にも広くNBMや患者中心性の推進の方法論として利用される．組織コーチングでは，医療安全，多職種連携，リーダーシップなどの方法論として利用されている．またストレスの多い環境で働く医療従事者の「燃え尽き」を予防するためにも，医療従事者自身がコーチングを受けることは有

用であると考えられる[15].

2017年には全米医学協会（AMA）が"Coaching in medical education: A faculty handbook"[16]を公表しており，今後は医学教育の領域でもコーチングが普及することが期待される．

■ 文献

1) ジョセフ・オコナー，アンドレア・ラゲス．コーチングのすべて．東京：英治出版；2012．
2) ウォルター・トルーエット アンダーソン．エスリンとアメリカの覚醒．東京：誠信書房；1998．
3) ジョセフ・オコナー，ジョン・セイモア．NLPのすすめ．チーム医療．1994．
4) https://coachfederation.org/core-competencies（2018/6/6 最終アクセス）
5) 長谷正人，奥村 隆．コミュニケーションの社会学．東京：有斐閣アルマ；2009．
6) 中岡成文．ハーバーマス—コミュニケーション的行為．東京：筑摩書房；2018．
7) 安藤 潔，柳澤厚生．難病患者を支えるコーチングサポートの実際．東京：真興交易医書出版部；2002．
8) 安藤 潔．がん患者を支えるコーチングサポートの実際．東京：真興交易医書出版部；2005．
9) 安藤 潔．メディカル・コーチング Q&A．東京：真興交易医書出版部；2006．
10) 出江紳一．リハスタッフのためのコーチング活用ガイド第2版．東京：医歯薬出版；2018．
11) Izumi S, Ando K, Ono M, et al. Effect of coaching on psychological adjustment in patients with spinocerebellar degeneration: A pilot study. Clinical Rehabilitation. 2007; 21: 987-96.
12) 安藤 潔．病院組織コーチング．病院．2016；75；6：464．
13) http://rinsho-coach.net/mt/public/hp/（2018/6/6 最終アクセス）
14) http://med-coaching.org（2018/6/6 最終アクセス）
15) Gazelle G, Liebschutz JM, Riess H, et al. Physician Burnout: Coaching a way out. J Gen Int Med. 2015；30：508-13.
16) https://www.ama-assn.org/education/coaching-medical-education-faculty-handbook（2018/6/6 最終アクセス）

〈安藤　潔〉

コラム1
NLP（Neuro-Linguistic Programming）

　NLPは1970年代初頭，カリフォルニア大学サンタクルズ校の言語学助教授ジョン・グリンダー（John Grinder）と心理学科学生であったリチャード・バンドラー（Richard Bandler）によって「言語がどのように人の思考法に影響し，行動を変えるのか」を明らかにするための研究として始まった．当初，彼らは優れた人々の言語使用や行動のパターンをモデル化する方法論をNeuro-linguistic programming（NLP：神経言語プログラミング）と名づけた．

　彼らは心理療法に興味を持っていたので，卓越した心理療法家として著名であったゲシュタルト療法のフリッツ・パールズ（Fritz Pearls），家族療法家のヴァージニア・サティア（Virgina Satir），催眠療法家のミルトン・エリクソン（Milton Erickson）の3人を研究対象に選ぶこととした．彼らの治療場面をビデオ記録してモデル化してみると，この3人の治療家たちはそれぞれ異なった治療法を用いているにもかかわらず驚くほど共通したパターンを用いていることがわかった．彼らはこれらのパターンを集め，効果的なコミュニケーション，行動変容，学習の促進に役立つモデルを確立して，1975年から1977年にかけて『魔術の構造』[1]『ミルトン・エリクソンの催眠技法のパターン』[2]を出版した．

　『魔術の構造』では，クライエントの言葉を生成文法を用いて解析することにより，その外界モデル（地図）に含まれる一般化，削除，歪曲という普遍的なプロセスを抽出した．有能な治療者は，このモデルに働きかけることによりクライエントに変化を起こさせることを明らかにした．また不調和に関する非言語的な表出を読み取り，それにアプローチする方法を明らかにしている．

　『ミルトン・エリクソンの催眠技法のパターン』では，エリクソン催眠の言語パターンを理解し，無意識へのアプローチをミルトンモデルとして定式化した．またエリクソン催眠の前提として，以下の①，②を明示したことは，以後の心理療法やコーチングにも大きな影響を与えている．すなわち，①クライエントが望み通りに変化を起こすのに必要なリソースはすでにクライエント自身

の中にあり，それらは利用可能である，②クライエントが示すコミュニケーション・行動をすべて受け入れ，クライエントの課題解決に利用すること．

現在ではNLPと言えば，彼らがモデル化した「心理療法の効果的なパターン」の方を指している．しかし，方法論としてのNLPを用いた研究により，その後もアリストテレス，シャーロック・ホームズ，ウォルト・ディズニー，モーツァルトなど架空の存在も含めて（！），卓越した人びとのモデル化が報告されている[3]．

文献
1) リチャード・バンドラー，ジョン・グリンダー. 魔術の構造. 新潟：亀田ブックサービス；2000．
2) リチャード・バンドラー，ジョン・グリンダー. ミルトン・エリクソンの催眠技法のパターン1, 2. 東京：春秋社；2012．
3) ロバート・ディルツ. 天才達のNLP戦略―NLPが解明する「天才はなぜ天才か」. VOICE. 2008．

〈安藤　潔〉

コラム2
『社会構成主義の理論と実践　関係性が現実をつくる』[1]（ケネス・ガーゲン著）の紹介

著者のケネス・ガーデンは，心理学領域における社会構成主義の主導者である．本書は序文で，デカルトの「我思う，ゆえに我あり―Cogito ergo sum」を「言説あり，ゆえに我あり―Communicamus ergo sum」に言い換えることから始められる．すなわち，デカルトの懐疑は閉じられた自己の意識の中で生じている現象のように見えるが，実は言説的実践であり，そうであるならば，その言語は社会的な相互依存の産物である限り，その懐疑も同様である．われわれの考えや行為に確信を与えてくれるのは，個人の心などではなく関係性であり，「関係性が現実をつくる」という主張が社会構成主義の出発点となる．

社会構成主義のテーゼは以下の4つである．

① 私たちが世界や自己を理解するために用いている言葉は,「事実」によって規定されない.（ソシュール）
② 記述や説明,そしてあらゆる表現の形式は,人びとの関係から意味を与えられる.（言語ゲーム）
③ 私たちは,何かを記述したり説明したり,あるいは別の方法で表現したりする時,同時に,自分たちの未来をも創造している.（一般意味論）
④ 自分たちの理解のあり方について反省することが,明るい未来にとって不可欠である.（対話の重要性　ハーバーマス）

　本書の第一部では社会構成主義に対する一般的な批判に懇切に応答しているが,このような対話こそが新たな現実をつくるものとして本質的な重要性をもつとするのが社会構成主義の立場である.「頭の中の知識」という伝統的概念に対して,個人ではなく共同体こそが知識生成の場である.モノローグ的理性からダイアローグ的理性への転回の宣言とも言える.

　第二部では著者の専門領域である社会心理学における「認知主義」が批判される.「人間の行為を決定するのは,世界そのものではなく,世界がどのように認知されるのかである」とする認知主義は,内的過程を強調することによって,人々が巻き込まれている現実世界の問題を隠蔽する.「認知主義」は知識の座を個人の頭の中に求める立場であり,社会構成主義に基づく社会心理学による乗り越えが議論される.

　第三部では「関係性が現実をつくる」という立場から自己概念が論じられる.すなわち,自己概念を個人についての私的な認知構造としてではなく,進行中の関係性の中で理解可能となる「自己についての語り：ナラティブ」に注目する.人は,自分の経験を物語ることによって,自分の人生と他者との関係性に意味を与えている.そうして構成された現実を通して自らの人生を理解し生きる.そのような認識に基づく「ナラティブセラピー」が提唱される.

文献
1) ケネス・ガーゲン. 社会構成主義の理論と実践―関係性が現実をつくる. 京都: ナカニシヤ出版; 2004.

〈安藤　潔〉

コラム3
コミュニケーションの意味の変遷

　今日「コミュニケーション」という言葉は,「コミュニケーションが良い」「コミュニケーションが足りない」「医師/患者コミュニケーション」など,日常的にも頻用される言葉となっている.わざわざ外来語を用いるのは「会話」「交際」「つきあい」といった従来の日本語では置き換えることのできない含意を持つためであろう.それは何だろうか？

　英語圏でもcommunicationの意味は時代とともに変遷している.「多数の人と共有・分有する」(15世紀),「道路,運河,鉄道などの交通設備」(17世紀),「通信機関・情報機関」(20世紀)を意味し,「遠く離れた人々が物質や情報を共有する」という間接的な社会関係にかかわる言葉であった.今日のように「日常的な対人関係における意志や感情の相互的伝達」を意味するようになったのは最近のことなのである[1].

　そもそも伝統的な社会では,日常的にやりとりされる会話は,親/子,師匠/弟子,目上/目下,男/女など,それぞれの関係・立場によって規定されていた.(昔の映画や小説で感じられる,人々の会話の堅苦しさ,紋切り型はそのことの反映である.)ところが出版・放送・通信などの情報メディアによるコミュニケーションの発達と普及は,誰もが同じ「市民」として意見を交わすことができるような,対等な「コミュニケーション」を社会にもたらすこととなった.すなわち今日用いられる「コミュニケーション」は,「対等な個人同士」のやりとりを含意している[1].

　日本語では敬語が伝統社会の人間関係を反映している.今日われわれが敬語を正しく使用できなくなっているのは,戦後70年間を経て伝統社会の人間関係が変容してきたことの現れである[2].一方で,実際には親子や教育・医療の人間関係には根源的な非対称性が存在するのも事実である.このことを認めつつ,今後これらの領域でどのような「コミュニケーション」の姿があり得るのか試行錯誤が続けられるであろう.「対話的コミュニケーション」のモデルであるコーチングはコーチとクライアントの対等性を前提としている.したがっ

て医療，教育，親子間のコーチングには非対称性を扱うことの困難が存在するが，同時に，その中に新たなコミュニケーションの可能性が含まれている．

文献
1) 長谷正人, 奥村 隆. コミュニケーションの社会学. 東京: 有斐閣アルマ; 2009.
2) 大野 晋. 日本語練習帳. 東京: 岩波書店; 1999.

〈安藤　潔〉

Chapter I

3

保健医療福祉分野における
コーチングのエビデンス

　筆者らは2002年頃から研究テーマとして，コーチングの構造と機能の解明，医療への応用に取り組んできた．学び始めた当初は，リハビリテーション科の診療において患者の目標達成を支援するためのコミュニケーション，とコーチングを位置づけたが，研究を進めチーム医療への応用までを扱うに至った．図1にコーチングの臨床応用に関する私たちの研究の概要を示す．患者をクライアントとしたコーチングが役に立つことがわかったので，保健医療福祉職および学生にコーチングを教えるプログラムを実施し，その有効

①患者をクライアントとしたコーチングの効果と機能[3,4]

②保健医療福祉職・学生にコーチングを教育した効果[5,6,7]

③医療組織にコーチングを導入し，コミュニケーション・スキル，組織活性度，医療安全の関係を検討[9,11]

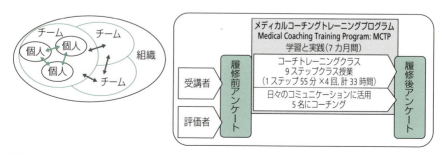

図1　東北大学におけるコーチング研究の概要

性と限界を示した．また，コーチングが企業の人材育成に活用されていることから，医療組織への導入を着想した．

本節では，まず患者をクライアントとしたコーチング研究のレビューと筆者らが脊髄小脳変性症患者を対象として行ったランダム化比較試験と質的研究を紹介する．次に，コーチングの教育研修を医療組織において行った経験から得られた知見を解説し，エビデンス構築に向けた今後の課題を述べる．

患者をクライアントとしたコーチングの概要

疾病管理プログラムとコーチング

患者・家族教育は，さまざまな疾患の診療ガイドラインにおいて推奨されている．これらの疾病管理プログラムはガイドラインに基づく包括的指導であり，個々のニーズの反映が少なく，持続的効果の乏しさが問題となる．そこで，2000年頃から慢性疾患の管理において患者中心のプロセスであるコーチングが採用されるようになり，ランダム化比較試験によるエビデンスが蓄積されてきた 表1 ．コーチングでは，患者によるゴール設定，気づき，自己責任が重視される．これまで，糖尿病，冠動脈疾患，癌性疼痛，肥満，うつ病などの患者に対して，対面あるいは電話によるコーチングが行われ，疾病コントロールや合併症コントロールにおける有効性が示されている．2009～2013年までのランダム化比較試験あるいは擬似実験的研究を検索したシステマティックレビュー[1]では，Health Coaching が生理学的・行動学的・心理学的状態と社会生活に有利な効果を及ぼし，体重管理，身体活動，身体精神状態の改善をもたらすと纏められているが，費用対効果や長期効果の検討が必要であるとも述べられている．

表1 Health Coaching のランダム化比較試験

出 典	対 象	コーチング	結 果
Vale et al. (2003) Arch Inter Med	792名の冠動脈疾患患者	栄養士と看護師がコーチ．冠動脈疾患についての知識，態度，信念に関して質問し，冠動脈疾患治療のガイドラインと目標レベルにフォーカスした．第1回目のコンタクトの後，6週間ごとに3回の電話，24週間後に電話と最終評価を行った．	血中コレステロールがコーチング介入群では21mg/dL低下したが，通常治療を受けた対照群では7mg/dLの低下にとどまり，有意差がみられた．
Whittemore et al. (2004) Diabetes Educ	53名の女性2型糖尿病患者	看護師がコーチ．個人的障壁と変化への促進因子，ソーシャルサポートを同定．現実的なゴールの話しあい，創造的な戦略とブレインストーミング，共感的傾聴，奨励，賞賛	セルフ・マネジメントの向上，心理社会的な苦痛の減少，日常生活への統合，治療への満足度に有意差がみられたが，HbA1cには差を認めなかった．
Varney et al. (2014) Intern Med J	94名の2型糖尿病患者	栄養士がコーチ．6カ月に平均6（4〜9）回の電話．初回は45分間，2回目以降は20分間．	6カ月時にHbA1c，空腹時血糖値，拡張期血圧，身体活動において介入群が対照群よりも良好であったが，12カ月時に差がみられなかった．
Sacco et al. (2004) J Diabetes Complications	10名の1型糖尿病患者	心理学専攻の学部学生がコーチ．15分間の電話を毎週，3カ月間，その後2週間ごとに3カ月間．	介入群ではHbA1cが1.2ポイント減少したが，対照群では0.8ポイント増加し，有意な交互作用がみられた．
Fisher et al. (2009) Arch Pediatr Adolesc Med	患児（191名，2〜8歳）の親	2年間にわたり対喘息のプロセス，コミュニケーション技術，ソーシャルサポート，行動変容戦略について教育し，変化のステージごとにゴールを設定してゴール達成のための小さなステップに取り組ませた．初回のみ訪問，以降は電話．	2年以内に再入院となった患児の割合は，親がコーチングを受けた群では36.5%，対照群では59.1%で有意差がみられた．

表1 つづき

出　典	対　象	コーチング	結　果
Garbutt et al. (2015) J Allergy Clin Immunol	患児の親（介入群462家族, 対照群486家族）	12カ月間の電話によるコーチング（中央値18回）.	12カ月時において, 介入群の方が対照群よりも無症状日が20.9日多かったが, 救命救急センター（ER）受診回数に差を認めなかった. 24カ月時において, 介入群は対照群よりもER受診回数が1児童あたり0.28回少なかった. メディケイド利用者のサブグループ解析では, 介入群で12カ月時にER受診が42％, 入院が62％少なく, この効果は24カ月時に維持されていた.
Oliver et al. (2001) J Clin Oncol	67名のがん患者	心理学専攻の大学院生および医学部4年生がコーチ. 痛みに関する知識と誤った認識についての評価, がんの痛みに関するWHOガイドラインの教育, 治療目標の同定, ゴール達成のための戦略開発, 医師に対する問いの創出, 医師に対して痛みや治療プランについてどのように話すかのディスカッション, ロールプレイでの質問練習. 20分間の対面セッションを1回実施.	2週間後のがんによる痛みが, 介入群において対照群よりも有意に減少した.
Gant et al. (2007) Am J Alzheimers Dis Other Demen	認知症患者を介護する32名の男性介護家族	臨床加齢心理学の専門家と加齢学専攻の大学院生がコーチ. 週1回, 12週間にわたり, 行動促進, 行動管理, リラクゼーションなどの行動戦略プログラムを実施した.	認知症患者の攻撃的行動などに対する心理的苦痛の緩和や自己効力感の増大に効果があったが, ビデオやワークブックによる教材教育とコーチングとの間に差がみられなかった.

表1 つづき

出典	対象	コーチング	結果
Steffen & Gant (2016) Int J Geriatr Psychiatry	認知症患者を介護する74名の女性介護家族	博士の認定臨床心理士と修士の心理臨床家がコーチ．週1回，10回の電話によるコーチング（ビデオ教材とワークブックを併用）．	直後評価では，抑うつ，心理的苦痛，自己効力感が対照群よりも良好であったが，6カ月後評価では群間に差を認めなかった（介入群は維持，対照群は改善）．
Debar et al. (2006) Arch Pediatr Adolesc Med	228名の女子（14〜16歳）	成人期まで続く健康的な食事・運動習慣を獲得する．グループミーティング，グループ単位の活動参加，電話コーチング，心理教育学の情報，食事記録，運動のゴールと達成状況の記録，eラーニング，仲間とのコミュニケーションサイトの利用．	介入の2年後において，脊柱と大腿骨転子部の骨密度は，介入群において対照群よりも高かった．介入群は対照群よりもカルシウム，ビタミンD，果物・野菜の摂取量が多かった．目標運動量達成率に差はみられなかった．
Holland et al. (2005) J Aging Health	慢性疾患に罹患している65歳以上の患者	看護師がコーチ．健康教育，服薬管理コーチング，教育と指導のクラス，フィットネス・プログラム，コミュニティー・プログラム．1年間に平均11時間のコンタクト．	12カ月後の介入終了時において，介入群は対照群よりも，有酸素運動とストレッチを多く行っており，抑うつが少なかった．
Tucker et al. (2008) Am J Health Promot	120名の肥満者（BMI，25〜35）	実習を含む3カ月の電話クラスを受講し，資格試験に合格したwellness coachが担当．健康的な食事と適度な運動についての教育，問題・障壁・解決策の同定，減量戦略と食事内容をカスタマイズ，自己責任の意識づけ．週1回30分間の電話コーチングを11〜17週間実施した．	体重減少量は，介入群3.2kg，対照群1.8kgであり，有意差がみられた．

Health Coaching から Life Coaching へ

さて，コーチングの定義に戻って上記の研究を眺めると，若干の違和感がある．Health Coaching はコーチングの会話と構造を用いた患者・家族教育であり，目標は健康関連ゴールの達成である．しかし，コーチングにおいて何が重要事項で，何を話題とするかを決めるのはクライアントである．Ammentorp ら[2]は病態だけでなく人生全体を扱い目標の自己決定を尊重するスタンスで行うコーチングを life coaching と定義し，2013 年にそのシステマティックレビューを報告した．量的研究と質的研究の両方を検索対象とした結果，4,359 文献から 5 つの研究が抽出された．そのまとめとして，介入が self-efficacy と self-empowerment を目標としていること，有効性の結論を出すには研究が不足していること，介入のブラックボックスを明らかにするための質的研究が必要であること，が述べられている．

診療において，Health Coaching は慢性疾患の管理に用いられ，Life Coaching は疾患管理だけでは完結しない医療の質に貢献できると考えられる．特に，疾病は治癒したが障害が残る患者や，進行性疾患の患者を支える医療者のスタンスにつながる技術として Life Coaching は位置づけられるだろう．虚弱高齢者や要支援・要介護の患者，あるいはその介護者を支える医療者にとってコーチングは重要な技術であり，コーチとして向き合うことも選択肢の 1 つになると思われる．

Ammentorp らが抽出した 5 つの研究のうち 1 つは，脊髄小脳変性症患者を対象（コーチングのクライアント）として筆者らが行った研究であり，これは，ランダム化比較試験[3]と質的研究[4]の 2 つの論文にまとめられている．以下にその概略を述べる．

脊髄小脳変性症者へのコーチング

ランダム化比較試験[3]

介入方法は，3 カ月間，全 10 回，1 回 15 〜 30 分間の電話によるコーチングとした．3 名のコーチ経験保有医師がコーチを担当した．各対象者を 1

人のコーチが担当した．また介入の質を均一に保つために週1回15〜30分のコーチ間電話会議をもった．アウトカム尺度には，疾患への心理的適応を測定する尺度であるNottingham Adjustment Scale 日本語版を用いた．その結果，電話によるコーチングは基本的な身辺動作がほぼ自立した脊髄小脳変性症者の自己効力感（self-efficacy，自分には必要なことを行うことができるという信念）を高めることが明らかとなった．

質的研究[4)]

コーチングのどのような機能が自己効力感を高めたのかを明らかにするために質的研究を行った．その結果，第一に，コーチはコーチングの機能について次のように評価していることがわかった．

● 傾聴する

対象者にとって，自分の考えや感情について他者に関心を注がれ，話を聞いてもらう機会を定期的に持つことは有効に働いたとコーチはとらえていた．

● 承認する

対象者自身が自分の努力や長所などを確認したり，自分が与える他者への肯定的な影響について気がついたりする機会となるという側面において，承認することの積み重ねが効果的に働いたとコーチはとらえていた．

● 潜在するビジョンへの気づきを促す

対象者のコミュニケーションの特徴に応じて，適切なタイミングで答えやすい具体的な質問を積み重ねることにより，対象者自身が新しい視点に気づき，潜在していたビジョンについて考えるきっかけになるとコーチは認識していた．

● 肯定的な側面や異なる視点への気づきを促す

対象者の語りをありのまま受けとめたうえで，介入者から異なる視点を具体的に提案することは，対象者が自身のビジョンに照らした具体的行動を考える過程において，効果的に働いたとコーチは認識していた．

第二に，対象者は，コーチングの機能を次のように評価していた．

● 日常生活の場で自分の話ができる

対象者は，コーチングを受けることによって，自分自身に関心を寄せられ，話を遮らず聞いてもらう機会そのものや，自宅という日常生活の空間でリラックスして会話できることを，肯定的に評価していた．

● 新たな視点に気づく

対象者は，コーチングを受けることで，自分がやりたいことや自分にできることが何かについて改めて考え，新しい見方に気づくことを肯定的に評価していた．

● 自分ができることを新たに始め継続する

対象者は，コーチングを受けることによって，自分にできる範囲で具体的に新しいことを始めるきっかけになったことについて，肯定的に評価していた．また，自分で決めた課題について定期的に尋ねられたり，自分自身の変化や努力を認められたりすることが継続できた一因であったことについて，肯定的に評価していた．

コーチングの教育研修

医師のコミュニケーション能力と脳卒中患者のQOL

慢性期の脳卒中患者を診療する医師を対象として，2日間のコーチング教育研修を実施し，その前後で医師のとるコミュニケーション（患者が回答する質問紙法）と患者の健康関連 QOL（SF-36）を調査し，両者の関係を検討した[5]．その結果，医師のとるコミュニケーションに対する患者の満足度，患者にとって医師が目標設定と行動化を促進してくれていると感じる度合い，患者の健康関連 QOL はそれぞれ研修前に比べて研修後に高い値を示した．そして，コミュニケーション満足度および目標設定と行動化の改善は，それぞれ健康関連 QOL の改善と関係がみられた．この結果から，医師のと

るコミュニケーションの改善は患者のQOLの向上に寄与すると推察された.

介護予防ケアマネジメントにおけるコーチングの応用

介護予防に携わる保健師職を対象として，教育研修の質・量の違いが教育効果に及ぼす影響を検討した[6]．その結果，1日の集合研修に加えて，1回30分間の電話会議システムを用いたフォローアップ研修を集合研修後3カ月間に8回行った群は，研修を受けない対照群に比べてコーチングスキルが向上したが，集合研修のみの群と対照群との間には差がみられなかった．なおコーチングスキルは，表2 に示す12項目の質問への自己回答により評価した．

表2 コーチの行動特性としてのコーチングスキル評価

1. 利用者の話をよく聞いている
2. 利用者が話しやすくなるような言動をとっている
3. 利用者には詰問ではなく，自由に安心して答えられる質問をしている
4. 利用者が自立して介護予防のための行動をできるようにしている
5. 利用者が受け取りやすい内容で伝えている
6. 利用者の考えなどを尊重し，承認している
7. 専門職としての自分の外見（視線，声のトーン，姿勢，人との距離など）に気を配っている
8. 利用者からのフィードバックを受け止めている
9. 利用者が受け取りやすい形でリクエストや提案をしている
10. 利用者のタイプをつかむことができる
11. 利用者のタイプに合わせたコミュニケーションをしている
12. 利用者とのコミュニケーションを大切にしている

医療系学生に対する授業の効果

理学療法士・作業療法士の養成校において，初めての臨床実習に出る前の2年次学生を対象とした研究を行った[7]．その結果，1回100分，6回の授業でコーチングを学んだ群は，当該授業を受けなかった群と比較して，実習

直前の不安の増大が抑制された．また授業実施群において，他者評価によるコミュニケーション・スキル（communication skill: CS）の改善，すなわち行動変容が認められたが，それは授業期間中ではなく，授業期間終了後から観察された．このように，①コーチングの教育研修は受講者の心理的状態を良好に保つこと，②授業の効果は修得したスキルを授業外の日常で実践することによって生じることが示唆された．なお，CS 評価には介護予防ケアマネジメントの研究で用いたコーチングスキル評価尺度の 12 項目の文言を学生用に改変した尺度を使い，不安の評価には State-Trait Anxiety Inventory（STAI）日本語版を使用した．米国では 2017 年に米国医師会（AMA）が"Coaching in medical education: A faculty handbook"[8] を公表しており，教員が学生をコーチするという形でも医学教育分野へのコーチング導入が進むものと考えられる．

コラム 4
学生にコーチングを教える

　リハビリテーション療法士養成校での授業は，臨床実習に出る直前の学生の状態不安の増大を抑制した．このことはコーチングを学ぶことが相手をうまくいかせるだけでなく，そのようなコミュニケーションをとる側にも心理的な好影響をもたらすことを示唆する．そこで，筆者は東北大学において次の 2 つの授業を開講した．いずれも毎週 1 回（90 分）で 15 回からなる．1 つ目の授業は，大学院医工学研究科修士課程の「医工コーチング概論」で 2014 年から実施している．その授業が人生の目標の明確化に役立ったという感想にインスパイアされて，さまざまな学部の 1 年生が受講する基礎ゼミ「イノベーション人材を目指すコーチング入門」を 2017 年に開講した． 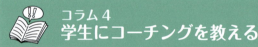は，平成 29 年度基礎ゼミ成果発表会最優秀ポスター賞を受賞した学生による授業の流れを示すシェーマ[1]であり，見事に纏められている．授業の構造は共通しており，コーチングスキルを学びながら学生同士がお互いをコーチする．スキルだけでなく，主体性（アカウンタビリティ，Chapter Ⅱ-8, p.94

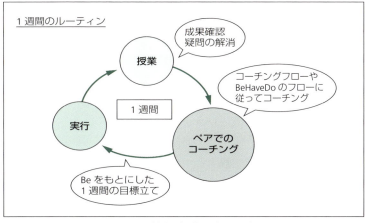

図1 受講学生が作成したゼミのながれを説明するイラスト
(吉川 諒, 他. 東北大学全学教育広報（曙光）. 2018；45：26-8.)

ここでは，Beは理想とする在り方，Haveはそのために備える必要のある知識・能力や人間関係，Doはそれらを手に入れるための行動を指す．

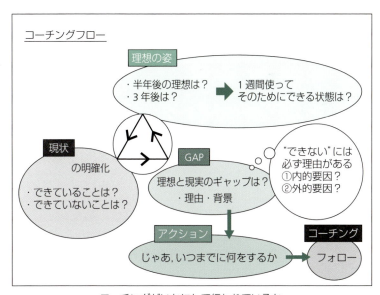

図2 受講学生が作成したコーチングフローを説明するイラスト
(吉川 諒, 他. 東北大学全学教育広報（曙光）. 2018；45：26-8.)

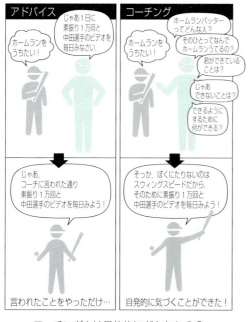
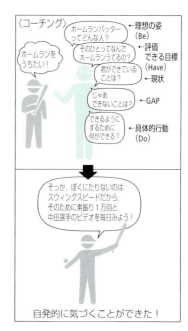

図3 受講学生が作成したコーチングとアドバイスの違いを説明するイラスト（左）とコーチからの問いかけをコーチングフローに照らしてみたイラスト（右）
（吉川 諒, 他. 東北大学全学教育広報（曙光）. 2018；45：26-8.）

参照）や，自己基盤（ファウンデーション），多様性（ダイバーシティ）をテーマとする回も設定されている．コーチング教育は，医療系学生へのコミュニケーションスキル教育から起業家マインドの育成まで汎用性の高い教育プログラムであるといえる．

文献
1) 吉川 諒, 庄司美彩. 東北大学全学教育広報（曙光）. 2018；45：26-8.

<出江紳一>

コーチングによる組織開発

　平成23年度文部科学省事業「チーム医療推進のための大学病院職員の人材養成システムの確立」が採択され，東北大学病院でチームリーダーの立場にある職員（医療職および事務職）を対象として，7カ月間にわたるコーチング研修プログラムを実施した[9]．クラス授業の内容を 表3 に示す．本プログラムは，電話会議システムによるクラスで学んだスキルを用いて，受講者が職場の重要関係者の目標達成を支援するものである．また研修期間中，受講者はプロのコーチによる1対1のコーチングを受けた．受講者のCSは，「傾聴」「質問」「ノンバーバル（非言語コミュニケーション）」「アクノリッジメント（承認）」「提案・要望」「個別対応」「フォローアップ」の7下位尺度からなる質問紙で評価した（「質問」「承認」「提案・要望」はそれぞれ

表3　クラス授業の内容

	モジュール名	内容
1	観察とタイプ分け	相手のコミュニケーション・スタイルを理解するためのツール
2	関心を持って聞く	聞くことの目的と方法，聞くための環境作り，会話の流れ
3	信頼関係を築く	コミュニケーションの原則，会話の環境作り，相手への関心
4	戦略的質問	相手の視点を移動させ選択の幅を拡げる効果的な質問
5	アカウンタビリティ	主体的に考え，行動する意識
6	ファウンデーションを築く	身の回り，仕事，健康，人間関係の未完了事項を完了させる
7	影響力	承認，提案，要望のスキル
8	ケーススタディ	参加者同士によるコーチング
9	医療にコーチングを活かす	医療チームのリーダーシップ，医療面接におけるコーチング

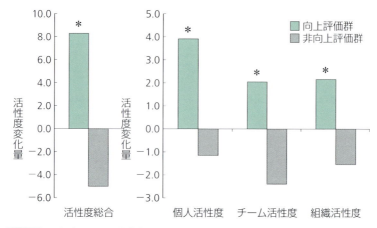

図2 評価者による受講者のコミュニケーション・スキル他者評価と組織活性度との関連

向上評価者群では組織活性度がいずれも向上したのに対して，非向上評価者群では組織活性度が悪化した．＊：P<0.001
向上評価者群　　：受講者のコミュニケーション・スキルが向上したと評価した群
非向上評価者群：受講者のコミュニケーション・スキルが変わらない，または低下したと評価した群

Chapter II-11 (p. 117), 6 (p. 83), 9 (p. 104) を参照．その結果，チームメンバーによる他者評価で受講者のCSが研修後に有意に向上することが示された．受講者のCSが向上したと評価した向上評価者群が55.0％，向上しなかったと評価した非向上評価者群が45.0％であった．次にこれらと組織活性度の関係を検討した．向上評価者群では組織活性度が高まり，非向上評価者群では低下した 図2 ．このことから，受講者のCSが部下や同僚に伝わる形で実践できた場合に組織活性度が高まると推察された．

患者安全と関係するコーチングのスキル

　患者安全は医療の最も基本的な前提である．米国医療の質委員会は医療機関が安全システムを設計するときの原則として次の5つをあげている[10]．
①患者安全を医療機関の最優先目標とし，それに全職員が責任をもつリーダーシップの構築

②人間の知的・身体的限界に配慮したシステム設計
③職員のチーム・トレーニングと患者参加による有効なチーム機能の強化
④事故防止と修復のシステム設計，およびシミュレーション研修による不測の事態への備え
⑤エラーの報告，自由なコミュニケーション，および学習を支援する環境

　この中で，①は職員の当事者感覚と，②は患者安全システムと，③④は教育・研修と，⑤は組織内コミュニケーションと関連している．これらは目標設定，職員教育，職場環境向上に責任を持つ管理者のマネジメント能力と関連する．

　多様な専門職が目標を共有し協働するチーム医療においては，各職種の自律性と職種間の緊密な連係が重要である．したがって患者安全を含めた医療の質にチームワークは大きな影響を及ぼすと考えられ，またチームワークの形成や維持に管理者は重要な役割を果たすと思われる．その際，管理者には，どのようなマネジメント能力やCSが必要なのであろうか，そして，そのCSは患者安全のどのような側面に影響するのであろうか．

　私たちは，CSと患者安全文化との関係を明らかにすることを目的として調査を行った[11]．東北大学病院常勤職員57名が上記と同じ研修プログラムを受講し，各受講者が職場の重要関係者約5名（協力者，合計285名）を選んで協力者の目標達成を支援するコーチングを実践した．協力者は当該受講者のCSと患者安全文化とを質問紙により研修の前と後に評価した．CS評価にはコーチング・スキル・アセスメント・プラス（CSAplus，表4）を用いた．CSAplusは，12カテゴリ24質問項目について，7段階で評価する尺度である．患者安全文化の評価には，12因子42項目に6件法（5段階と「該当しない」）で回答する患者安全文化尺度日本語版（以下，患者安全文化尺度）[12]を用いた．

　欠損値のあるものを除外し259名を解析した結果，患者安全文化の向上とCSの「提案・要望」の向上とが関係した．また「提案・要望」のスキルの向上は患者安全文化尺度の「上司の安全に対する態度や行動」「過誤に対する非懲罰的対応」の向上と関係した．

表4 CSAplusの質問項目

カテゴリ	質問内容
観察	● 対象者は私の変化や成果に気付いてそれを伝えている ● 対象者は私の考え方や価値観を理解している
個別対応	● 対象者の話し方，ほめ方などは，私の性格や特徴に合ったものである ● 対象者は私の強みや得意分野を引き出し，伸ばしている
コーチングフロー	● 対象者は私との話をあいまいに終わらせず，結論を出している ● 対象者は話題が発散しすぎず，目的を持って私との会話を進めている
聞く	● 対象者は私の話を途中でさえぎったり，否定することなく最後まで聞いている ● 対象者は結論を急がせたり先取りすることなく，落ち着いて私に話をさせている
ノンバーバル	● 対象者は私にとって話しやすい・相談しやすい雰囲気である ● 対象者は私に対してうなずき，あいづち，あいのてなど，反応をまじえながら応じている
フォローアップ	● 対象者は私と定期的に話す場を設けている ● 対象者は私の目標の進捗について私と話をしている
アクノレッジメント	● 対象者は私からのメールや電話の連絡にタイムリーに返答している ● 対象者は私にねぎらいの気持ちを伝えている
質問	● 対象者は自分の考えを伝える前に，まず私の考えを尋ねている ● 対象者は私に気付かせたり，自発的に考えさせたりする質問をしている
提案・要望	● 対象者から私への提案や要望，主張の内容は，明確でわかりやすい ● 対象者は私をやる気にさせる提案や要望をしている
フィードバック	● 対象者は自分の行動についてのフィードバックを自ら求めている ● 対象者は私が目標に対して順調に進んでいるか，フィードバックをしている
他者支援	● 対象者の関わりが私の目標達成を促進している ● 対象者は私の成功や成長を支援している
目標設定	● 対象者と私は組織全体の方向性を共有している ● 対象者は私の目指している目標を知っている

注意：
・この質問紙に関する著作権その他一切の権利は株式会社コーチ・エィに帰属します．
・質問紙の複製，改変，転写，転載，改ざん，二次利用，部分利用及びこれらに準ずる行為を固く禁じます．
・商用利用と関係しない学術目的での利用において，利用を許可する場合があります．利用希望の場合は事前に株式会社コーチ・エィの許諾を得てください．

エビデンス構築に向けた今後の課題

今後，コーチングという対話の技術が確立し，適切に習得されるためには，コーチングの有効性とコーチング研修の有効性の2つの側面からエビデンスを積み重ねることが大切である．そして，これらの有効性を明らかにするためには，次の3つの課題を解決する必要がある．

第一は，コーチングスキルを評価する尺度の信頼性と妥当性，そして反応性を検証することである．筆者の知る限り，これらが保証されたコーチングスキルの評価尺度は報告されていない．上述のCSAplusについては，内的一貫性（信頼性の1つで，尺度に含まれる質問項目の整合性）の確認に留まっている．それ以外の信頼性と妥当性を検討する研究が現在遂行されている．

課題の第二は，コーチングの実施状況を確認することである．スキルをもっていても，コーチングが行われなければクライアントの行動変容は起こらない．コーチング研修の効果を検討する研究においても同様で，研修受講者がコーチングスキルを身につけても，それを職場で使わなければ，その職場の状況は変化しないであろう．コーチングの実施状況を確認する，あるいはコーチングが実際に行われる環境を整えることが大切である．

課題の第三は，コーチングの効果を何で測るかである．Health Coachingの研究では健康関連の生物学的指標や医療費などが用いられてきた．Life Coachingの研究では心理社会的指標が主に用いられている．それでは，医療組織の管理職がチームメンバーをコーチする場合や，多職種協働にコーチングを用いる場合，その成果を何で測ればよいのだろうか．大きな枠組みとしては医療の質を評価することになる．その中でコーチングは特に患者中心医療の指標の改善に貢献できるのではないかと考えている．その場合，患者からみた医療のプロセスを観察・測定することによって，医療組織に導入されたコーチングの成果を評価する．具体的には，患者経験価値 Patient Experience（PX）[13, 14]を用いることを想定している．医療組織の職員が，患者の経験をさまざまな視点から観察し，潜在的ニーズに気づき，自分が共感できる解決策を生み出すプロセスにコーチングが活用できると考える．コーチングは当事者意識と主体性を向上させるコミュニケーションである．当

事者意識をもつ職員が主体的に医療プロセスの改善に取り組んだ成果がPX尺度の向上として顕れるかどうかを検証することが次の課題であると考えている．

おわりに

　患者が自身の物語りを医療の文脈で再構成し主体的に疾病管理に参加できるよう支援すること，および良いチームを作り次のリーダーを育成することは医療者の役割である．読者が他の診療技術と同様にエビデンスを理解した上でコーチングを習得して下さることを願っている．

■文献
1) Kivelä K, Elo S, Kyngäs H, et al. The effect of health coaching on adult patients with chronic diseases: A systematic review. Patient Educ Couns. 2014; 97: 147-57.
2) Ammentorp J, Uhrenfeldt L, Angel F, et al. Can life coaching improve health outcomes? — A systematic review of intervention studies. BMC Health Serv Res. 2013; 13: 428.
3) Izumi S, Ando K, Ono M, et al. Effect of coaching on psychological adjustment in patients with spinocerebellar degeneration: a pilot study. Clinical Rehabilitation. 2007; 21: 987-96.
4) Hayashi A, Kayama M, Ando K, et al. Analysis of subjective evaluations of the functions of tele-coaching intervention in patients with spinocerebellar degeneration. NeuroRehabilitation. 2008; 23: 159-69.
5) Michimata A, Suzukamo Y, Izumi S. Development of clinicians' communication skills influences the satisfaction, motivateon, and quality of life of patients with stroke. Int J Phys Med Rehabil. 2013; 1: 174.
6) Tanabe M, Suzukamo Y, Tsuji I, et al. Communication training improves sense of performance expectancy of public health nurses engaged in Long-term elderly prevention care program. ISRN Nursing. 2012; 2012: 430560.
7) Kanetaka K, Suzukamo Y, Kakui T, et al. Impact of a communication skills training course for students of therapist training schools. Jpn J Compr Rehabil Sci. 2013; 4: 47-54.
8) Coaching in Medical Education: A Faculty Handbook. Available from: https://www.ama-assn.org/education/coaching-medical-education-faculty-

handbook（cited 2018 June 6）.
9）岡本智子，鈴鴨よしみ，出江紳一．コミュニケーショントレーニングが医療現場の組織活性に及ぼす影響．医療の質・安全学会誌．2016；11：39-46.
10）Institute of Medicine (US) Committee on Quality of Health Care in America; Kohn LT, Corrigan JM, Donaldson MS, editors. To Err is Human: Building a Safer Health System. Washington (DC): National Academy Press; 2000. p. 155-201.
11）Izumi S, Furusawa Y, Bansho M, et al. Identification of communication skills that improve patient safety culture: analysis of a communication skills training program for university hospital staff. Jpn J Compr Rehabil Sci. 2017; 8: 88-97.
12）Taneda K, Okumura Y, Aizawa Y. Reliability and validity of the Japanese version of the hospital survey on patient safety culture. JJQSH. 2009; 4: 10-24.
13）Jenkinson C, Cóulter A, Brustér S. The Picker Patient Experience Questionnaire: development and validation using data from in-patient surveys in five countries. Int J Qual Health Care. 2002; 14: 353-8.
14）曽我香織，西本祐子，引田紅花，他．患者経験価値（PX）調査の現状と課題．医療マネジメント学会誌．2019．19：220-5.

〈出江紳一〉

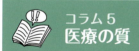

コラム5　医療の質

　質の良い医療を提供するべきことは，医療法第一条の二に明記されている．「医療は，生命の尊重と個人の尊厳の保持を旨とし，医師，歯科医師，薬剤師，看護師その他の医療の担い手と医療を受ける者との信頼関係に基づき，及び医療を受ける者の心身の状況に応じて行われるとともに，その内容は，単に治療のみならず，疾病の予防のための措置及びリハビリテーションを含む『良質』かつ適切なものでなければならない．」それでは，医療の質とは何か？どのように測定できるのか？

　ドナベディアンは1966年に，医療の質の判断根拠を「医療の性質と，医療の結果として個人と社会の価値観に沿う形でもたらされた健康福利との関

係」とし,「構造(ストラクチャー)」「過程(プロセス)」「結果(アウトカム)の3領域で評価することを提唱した[1].「構造」は医療を提供するのに必要な人的,物理的,財政的な資源,「過程」は実際に行われた診療や看護の内容,「結果」は医療によって患者にもたらされた健康変化,をそれぞれ意味する.

現在日本では多くの病院で臨床指標(CI)や医療の質の指標(QI)として測定されている.具体的には,プロセス指標として,検査実施率や服薬指導実施率,リハビリテーション開始率など,アウトカム指標として,死亡率や再入院率,合併症発生率,患者満足度などがある.

さらに2001年にIOM(Institute of Medicine)より公表された"Crossing the Quality Chasm: A new health system for the 21st century"[2]では21世紀の医療が目指すべき医療の質指標として,有効性,公平性,安全性,適時性,効率性,患者中心性の6つを提案している.この中で患者中心性とは,患者の意向・ニーズ・価値観に応じたケアの提供のことである.患者中心性を測る指標として従来よりアウトカム指標である患者満足が利用されてきたが,近年欧米ではプロセス指標であるPatient eXperience(患者経験価値)が利用されるようになっている.患者経験価値は,医療提供者側の具体的な行動変容につながることが期待される.

文献
1) アヴェディス・ドナベディアン. 医療の質の定義と評価方法. 東京: 健康医療評価研究機構; 2007.
2) IOM. Crossing the Quality Chasm: A new health system for the 21st century. Washington, D. C. National Academy Press; 2001.

〈安藤　潔〉

▸▸▸**Chapter II**
多職種連携医療に活かす
コーチングスキル

Chapter II

1

▶▶▶ 理想的なチーム医療の姿

　理想的なチーム医療とはどのようなものか．この問いに答えることは難しい．それ以前に，現実に医療の世界で仕事をしていると，人的制約，技術的制約，社会的制約などがあり，さまざまな要因のトレードオフを考えて，ベストとは言えなくても，まあ満足できる形に落ち着いており，「理想」を考えることはほとんどないのではないだろうか．もちろん，改善への努力は日々なされていることだろう．ただし，もっと治療成績を高めたい，効率よく収益を上げたい，という意識は職業人として尊いが，どちらかというと良い医療を提供したいという「医療者の視点」で改善が語られるように感じる．

　本節は，どのような「理想」を目指すか，を扱うものではない．読者それぞれの中にある「理想」を目指していくためには，自分の属している医療組織がどのようなチームであると有利かを考えてみたい．

組織のタイプ

　組織の在り方を 図1 のように4つのタイプに分けて，それぞれのメリットとデメリットをあげる．

● 価値共創型

　成果が高く人間関係が良い組織．共通の目標に向け，協力し高め合って成果を出せる組織である．メリットとして，職員の個性を活かして成果を出しやすいことがあげられ，デメリットとして，激しい競争を起こし成果を創出したい場合には向かないことがあげられる．

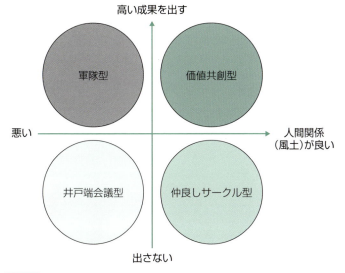

図1 組織のタイプ

● 軍隊型

　成果は高いが人間関係が悪い組織．絶対的リーダーに服従して行動する，規律ある組織である．メリットとして，統制が取りやすく，行動の徹底を図ることが可能であることがあげられる．デメリットとして，組織が疲弊しやすく，リーダーがいないと組織が崩れることがあげられる．

● 仲良しサークル型

　成果が低く人間関係が良い組織．居心地は良いがプロ意識の低い組織である．メリットとして職場風土が良く，脱落者・離職者が少ないことがあげられる．デメリットとして，成果を求める人が孤立しやすく，成長しないことがあげられる．

● 井戸端会議型

　成果が低く人間関係も悪い組織．人の噂や悪口が多く，まとまりのない組織である．井戸端会議的なコミュニケーションのメリットとして，自分のストレス解消や憂さ晴らしになることがあげられる．この組織のデメリットと

して，目的がないため，人間関係や成果が生まれないことがあげられる．

ワーク

① 一般的に医療組織は上記の 4 タイプのうち，どれに当てはまることが多いと考えますか？そう考えた理由は何ですか？

② そのタイプであることの，医療機関としてのメリットとデメリットは何でしょう？

コラム 6
コーチングが活かされる組織

1 人の患者が複数の疾病に罹患し，慢性的な疾病・健康管理や生活支援が必要なケースが増えている中，医療には，さまざまな医療専門職の協働に加え，福祉，さらに小児では教育分野の人々との連係により，身体・精神・環境のさまざまな側面から患者とその家族を支えることが求められる．そこでは，職種内・職種間のコミュニケーションと専門職-当事者間のコミュニケーションが複雑に交錯し，その成否が医療ケアの質を左右することは，医療事故事例などからも伺える．コミュニケーションは，心理的な「問題」（解決すべきもの）ではなく，診療に活かす「課題」（実現したいもの）であり，緊急時の情報伝達，手術におけるチームワーク，インフォームド・コンセントなどさまざまな形態がある．その中で，コーチングは対話型コミュニケーションであり，患者のエンパワーメント，医療組織の活性化，人材育成に応用できると考えている．本書はコーチングスキルの習得を助けることを意図しているが，対話型コミュニケーションは，指示命令と違って元来ぎこちないものである．コーチングスキルを学ぶことは，1 つの型を身につけるのに役立つと思われるが，リアルなコミュニケーションはその先にある．そして，コーチングスキルは対話が日常的に交わされる文化のある組織でこそ活かされると考えている 図 ．

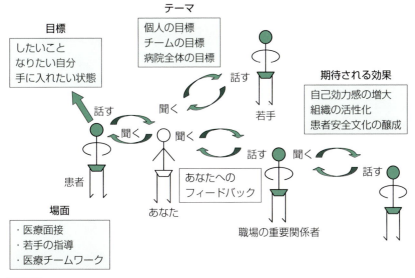

図 コーチングが活かされる組織．コミュニケーション技術は、対話の文化をもつ組織で活かされる．

〈出江紳一〉

価値共創型組織の事例

　PHASE3という雑誌の2018年3月号に掲載された足利赤十字病院（病床数555床，うち緩和ケア病棟19床，回復期リハビリテーション病棟50床を含む一般病棟は500床，結核15床，精神40床）の記事[1]を紹介する．タイトルは「リハビリ科への配属で多職種協働が実現」であり，歯科医師が総合病院のリハビリテーション科に配属され，口腔機能の向上，誤嚥性肺炎の減少，栄養管理の改善を実現した8年間の軌跡が取材をもとに記載されている．以下，本文から引用する．

急性期のリハ患者　6割に口腔問題

　足利赤十字病院で歯科部門がスタートしたのは2010年10月．藤田保健衛生大学医学部リハビリテーション科で2年間，リハビリテーション医療における歯科のあり方を学んだ歯科医師の尾崎研一郎氏が入職したのがきっかけとなった．

　尾崎氏は「開設当初は1人でした（取材時点では歯科医師3人，歯科衛生士2人，筆者註）．とにかく歯科を覚えてもらうため，全病棟を巡回して検診や処置を行いました．こまめに看護師に申し送りをして口腔記録をカルテに残しました．活動するうえでリハビリ医や療法士のサポートも大きかったです」と振り返る．まずリハビリ依頼を受けた入院患者の歯科検診を始めることで，院内における歯科ニーズを手探りで把握するところから始めた．すると，急性期のリハビリ患者の約6割に口腔問題が見つかった．

　これらに対応していくなかで院内における肺炎発症が減少したことが病院トップの目に留まり，歯科医師の活躍の場が広がった．2014年に口腔治療室が完成，2016年度は延べ2,048人の患者を診察した．

　「病棟専属の歯科というモデルがもっと普及してほしい，われわれ歯科は入院患者のQOLにも貢献できると思います」（尾崎氏）

歯科の評価を他職種に広げる

　チーム医療にも積極的に関与する．がん患者，心臓血管外科患者については全例，術前から介入している．がん化学療法と放射線治療患者には，認定看護師とともに週2回，病棟回診を実施．2015年4月からは摂食嚥下障害看護認定看護師とミールラウンドも開始した．

　また，2016年4月からは週2～3回，内科と耳鼻科，泌尿器科，整形外科の患者を対象としたNST回診に参加している．粘膜や歯周組織の状態を確認した後，口腔機能と義歯を評価．管理栄養士に対しては，衛生状態や義歯の適合，食事形態の提案を，看護師に対しては口腔衛生指導を行っている．

　NSTに歯科が入って変わったこととして，同院の管理栄養士は「口腔情報が迅速に提供されるようになった」，「経口摂取の提案が積極的にできるよう

になった」,「口腔環境が整うことでQOLが改善する」などをあげる.

ベッドサイドでの口腔衛生管理や応急処置をリハビリスタッフと協働で実施.作業療法士と歯ブラシを使う能力を引き出したり,言語聴覚士と一緒に摂食嚥下障害の患者へのアプローチを行う.

「多職種と病棟に行き,自由に患者さんを診ることができるのはリハビリ科に属しているからこそ.従来の病院歯科＝口腔外科,といった枠組みでは治療室の外に出ることが難しく,無理だったと思います」(尾崎氏)

尾崎氏は歯科医師ならではの評価の仕方を他職種にも広げている.全病棟統一の口腔アセスメントマニュアルを作成.看護師がアセスメントをとり,結果に問題がある場合は歯科医師に連絡が来る仕組みをつくった.管理栄養士に対しても,簡易なスクリーニングが実施できるシートを用意した.

2016年9月に口腔評価としてTHROAT (The Holistic and Reliable Oral Assessment Tool) を導入.全病棟で看護師が実施した4650回分のアセスメントの分析をした.経静脈栄養群と経口摂取群の口腔汚染度を比較した結果,経静脈栄養群のほうが有意に汚染していた.「口を使わないと口腔機能の低下や唾液の分泌低下により易汚染状態になることを示しています」(尾崎氏)

(経営力アップにつながる"栄養管理".カイゼンには「歯科の評価」を—足利赤十字病院.最新医療経営 Phase3. 2018; 3: 28-9[1])

この記事から,摂食嚥下という人にとって最も重要な共通の目標に向けて,多くの職種が協力して成果を出したこと,それぞれの専門職の強みが活かされていることが読み取れる.まさに価値共創型組織といえるであろう.

表1　多職種協働のコンピタンシー(高成績者の共通能力)
- チームワークとグループプロセス
- 省察と記録
- コミュニケーション
- 知識の共有
- 全般的な共通した知識と倫理

また多職種連携に必要な能力として知られる 表1 の5領域[2]から，尾崎氏の活躍を振り返ってみると，摂食嚥下リハビリテーションという全般的な共通した知識を基盤として，病棟に積極的に出てコミュニケーションをとりながら，知識と観察記録を関係者と共有し，徐々にチームによる活動の場を広げ，適切な評価尺度により成果を評価したことが見て取れる．

 ワーク

①多職種連携を促進するために，あなたが身につけたい能力は何ですか？
②多職種協働が医療の課題解決にどのように貢献するか話し合ってみましょう．

■文献
1) 経営力アップにつながる"栄養管理"．カイゼンには「歯科の評価」を―足利赤十字病院．最新医療経営 Phase3. 2018; 3: 28-9.
2) 春田淳志, 錦織 宏．医療専門職の多職種連携に関する理論について．医学教育．2014; 45: 121-34.

〈出江紳一〉

Chapter II 2

医療従事者がコーチングを学ぶ意義

　コーチングは，患者との対話や多職種協働を実践する会議，患者中心医療の組織作りに活用することができる．

患者との対話

　医療従事者は日々患者やその家族と接する．そこで交わされるコミュニケーションはさまざまである．診断するための問診，病状を伝える説明，必要な治療を受けてもらう同意を取るための情報提供や提案，さらには禁煙を「要望」することもある．これらの中で，対話はどのくらいの比率を占めるだろうか．

　問診は質問と回答を繰り返すが，患者から質問することはない．また，診断と直接関係がないと思われること，質問の答え以外のこと，気掛かりなことなどを自由に話せる雰囲気が作られているだろうか．病状説明の途中で「ここまでの説明で理解しにくいことはなかったでしょうか」と患者に質問しているだろうか．患者の努力に敬意を払い認めているだろうか．治療目標の設定と治療内容の選択に患者本人がどのくらい主体的に参加しているだろう．主体的に参加できていないとすれば，それは患者のせいだろうか．

　患者との対話 図1 は患者中心医療の一丁目一番地である．会話が双方向性に交わされ，患者は話をすることで考えが整理されたり，新たな視点に気づいたりする．このような対話は1回きりではなく，継続的に交わされることが大切である．

患者に対して行うコーチングの実際

　脳梗塞のリハビリテーション治療を例に，コーチングスキルを活用した患者との対話を示す．事例は筆者の経験に基づくフィクションである．

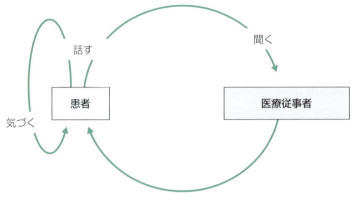

図1 患者との対話

　Aさんは65歳の女性．右内包後脚の梗塞による左片麻痺を2カ月前に発症し，急性期治療の後，2週間前に回復期の病院に転院した．転院時に左上肢の麻痺が残存する可能性が高いことを主治医より告げられている．平地歩行は杖で可能である．日常生活を再獲得していく過程にある．

● 作業療法室での会話

（挨拶を交わした後）
作業療法士：今日の訓練を始めたいと思いますが，その前に何かご質問や気になっていることがありますか？
Aさん：いいえ，別に…
作業療法士：右手だけでだいぶいろいろなことができるようになりましたね．今日は，トイレの動作を練習しましょうか．
Aさん：はい．
作業療法士：（Aさんにトイレ移乗動作の手順を自らやってみせながら説明）．何か質問はありませんか？
Aさん：だいじょうぶです．（と言うものの，なかなか動こうとしない）
作業療法士：何を聞いてもいいですよ．何か気になることがあったら教えてください．

Aさん：うーん．左側が麻痺しているのに，なんで右側での練習ばかりなのかなと….

作業療法士：それが気になっているのですね．左側の麻痺（患者の言葉をそのまま使う）のことをどのように思っていらっしゃるのかうかがってもよろしいですか？

Aさん：左手が元のとおりに戻ってほしい．主治医の先生からは麻痺が残るといわれているんです．信じたくないけど，そうなのかなと考えると…ショックで…

作業療法士：（強い関心を示して）そのときの気持ちをもう少し詳しく教えて頂いてもよろしいですか？

・・・・・・・・・・・・・・・・・・・・・・・・

作業療法士：教えてくださってありがとうございます．それでは，今Aさんがご自分のためにできることは何だと思いますか？

Aさん：訓練．まず一人でトイレに行けるようになること，ですね．

（続く）

（出江紳一：リハスタッフのためのコーチング活用ガイド第2版．東京：医歯薬出版；2018）[1]

💬 ディスカッション

①上記事例を読み，普段のあなたの対患者コミュニケーションと似ている点は何ですか？

②普段のあなたの対患者コミュニケーションとの相違点は何ですか？

ポイント

対患者コーチングを成功させるためには，いくつかの条件があります．
①患者とのラポール*が成立していること
②患者と医療者は対等な関係であること
③患者の状態について「無知の知」としての「知らない」スタンスを持つこと

　医療者の専門的知識とコーチとしての「無知の姿勢」をどのように統合するかは，医療コーチングにおける究極の課題である．患者さんの意思決定の結果がコーチの持つ専門的知識と齟齬をきたす場合には，患者さんがなぜそのような意思決定に至ったのかを注意深く聞き出すことが重要である．患者さんに対するコーチングの具体的なフレームワーク*はChapter Ⅱ-14（p.146）で解説するが，コーチングによるアプローチはマニュアル化ではなく，個別化されたものである必要がある．

患者中心医療の組織作り

　医療機関の組織改革にコーチングを活用するケースが増えている．医療機関の特徴および生じやすい課題として 表1 があげられる．
　第一に，専門職集団であるため，他職種や他部門にはあまり干渉せず，業務遂行に必要なコミュニケーションしか存在しないという状態に陥りがちな特徴がある．個人が仕事を通してどのような能力を身につけたいのか，何を実現したいのかといった目標，あるいは，その目標達成を促進または逆に阻害するような家庭や地域などで抱えている事情について，お互いに話をしたり聞いたりすることはほとんどないのではないか．
　第二に，職種・役職のヒエラルキーが明確であるため，上位職の職員に意

 ラポール▶▶▶言語学，心理学用語．人と人との間にある相互信頼の関係．心が通い合った状態であること．
フレームワーク▶▶▶枠組み・骨組みなどのこと．ビジネス分野では，さまざまな対象や分野に共通して用いることのできる思考や分析，問題解決の手法や枠組みのことをビジネスフレームワークまたはフレームワークと呼ぶ．

表1 医療機関の特徴と起こりやすい課題

医療機関の特徴	起こりやすい課題
1. 専門職集団である	他職種・他部署にあまり干渉せず，業務遂行に必要なコミュニケーションしか存在しない
2. 職種・役職のヒエラルキーが明確	上位職の職員に意見しづらく，若手ほどやらされ感が募る
3. 患者の安全が第一	保守的になりやすく，新しい取り組みを嫌う．現状維持になりがち

見しづらく，若手ほどやらされ感が募りやすい．権威勾配は軍隊型の組織で統制のとれた行動を短時間で起こす場合に有利であるが，状況への柔軟な対応を阻害する．たとえば患者のニーズに合わせて多職種の役割分担をする場合にチームをリードする職種は，課題や状況により変化する．そして適切な役割分担の変化はチーム内の対話により担保される．

コラム7
訪問リハビリテーションとコーチング

　訪問リハビリテーションは，居宅要介護者の心身機能の維持向上と日常生活の自立度（活動）の向上，社会参加の促進を，医師の指示のもとでリハビリテーション療法士が訪問して実施する介護保険サービスの1つである．

　訪問リハビリテーションでは，急性期医療に比べ，目標設定や実施において利用者の欲求や価値観，主体性が重要な位置を占める．しかし，サービスが専門家によって提供されるものであるという思考の枠組みがあるためか，サービスの目標が医療者の視点や言葉によって語られがちである．たとえば，家事動作が自立する，という目標は個人の背景抜きでも言うことができる提供者視点の目標である．提供者が提案する目標と利用者が自分の言葉で語る目標とのギャップに提供者は注意を向け，両者の合意が形成されるまで粘り強く聞き分ける．目標が真に利用者の切実な欲求となること，「無理」から「自分にはできる」への視点の変化が生じること，行動が変化することが，リハビリテーショ

ンを「活動・参加」につなげるための鍵であると考えられる．そのようにして実施されるリハビリテーションを利用者の視点からみると病気の前と病気の後をつなぐ人生の物語を獲得するプロセスであるといえる．医療者視点の「目標」「活動・参加」から利用者視点の「生きがい」「物語」に転換するのがコーチングの対話であると考えている．そのようにして実施する訪問リハビリテーションの極意を 図2 [1)] に示す．これらの極意は，利用者に寄り添うための心構えであり，その実践にコーチングを活用できるだろう．

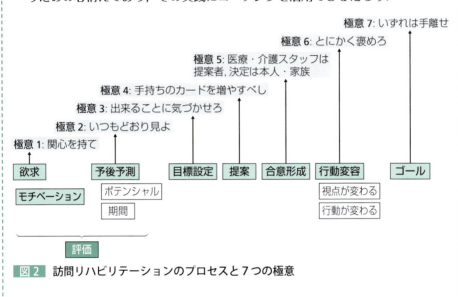

図2　訪問リハビリテーションのプロセスと7つの極意

文献
1) 出江紳一, 監修. 訪問リハビリテーション　7つの極意. 東京: 法研; 2016.

〈出江紳一〉

　第三に，患者の安全が第一であり，新しい取り組みに対しては十分なリスク評価が必要であるため，保守的で現状維持になりがちである．それでも，新しい手術手技や医療機器の導入，新しい職種の雇用，部門横断的なセンターの運用，地域における連携構築など，何らかの取組みがこの10年間に全くなかったという医療機関はほとんどないと思われる．なぜなら少子高齢

化，男女雇用機会均等，病院機能分担，地域包括ケアなど，医療機関を取り巻く環境は大きく変化しているからである．

　コーチングを組織に導入する際，営利企業とは異なる医療機関の特徴を知っておくことが大切である．以下，筆者が関わってきた医療組織へのコーチング導入事例を振り返り注意すべきポイントについて考察を加える．

▶ 組織のリーダーがメンバーの目標達成を支援する

　Chapter I-3（p. 23）で大学病院にコーチングを導入した事例ならびに研究結果を紹介した．本プログラムの受講者は各部門のリーダー的立場にあり，職場の重要関係者（ステークホルダー）をコーチする．コーチングのテーマはステークホルダーが決め，受講者は対話を通してステークホルダーの目標達成を支援する．同時にステークホルダーは受講者のコーチングスキルを評価し，受講者は複数のステークホルダーから無記名の評価結果をフィードバックとして受け取り自身のスキルアップに活用する．ステークホルダーを連携が必要な他部門の職員に設定することも可能である．このような仕組みを用意し，1期約7カ月間で，足掛け4年間にわたり4期のプログラムを実施した．

　この経験を通して重要と考えたことは次の3つである．第一に，ステークホルダーの選定と依頼の仕方である．ステークホルダーは，受講者の研修の練習相手役ではない．それを誤解すると受講者は話しやすく時間をとってもらいやすい部下をステークホルダーに選定する．そうではなく，いい仕事をするがややもすると反抗的に見える部下や，声を掛けるには敷居が少し高く感じる上司など，関わり方を自分から変えざるを得ない相手を選ぶことが大切である．そして，組織の発展に必要なその人の目標達成ためにコーチするのだということをステークホルダーに伝えることが肝要であると考える．

　第二は，病院全体で研修プログラム実施を共有するための広報である．受講者とステークホルダーで各部門での取組みを共有する目的でニュースレターを定期的に発行したが，それに加えて院内広報や外部メディアの取材などがあれば受講者とステークホルダーの成果の達成をさらに促進したかもしれない．コーチングという対話のコミュニケーションにより組織の活性化や人

材育成を図ることを病院として実施していることが参加者以外にも周知されれば，直接の参加者以外からも有形無形の支援が得られた可能性がある．

　第三は，プログラム終了後も継続的に実施する仕組みを作ることである．幸い，複数の部門において，本研修プログラム終了後も独自の取組みとして，コーチングによる人材育成が継続されている．大学病院は人事異動が多い．対話の文化を根付かせるために，最初はぎこちなくてもコーチングの型を学ぶことを新人研修として実施するのが良いと考える．

● 医師がフィードバックを受ける

　医師がとるコミュニケーションは患者の医学的帰結や QOL に影響を及ぼす．そこで筆者らは初期研修医のコミュニケーション能力を看護師に評価してもらい，その結果に基づいて指導医が1カ月間コミュニケーション能力の向上を目標としたコーチングを行うプログラムを実施した．このプログラムに参加した指導医は，事前に自身も看護師からコミュニケーション能力についてフィードバックを受け，2日間の研修会でコーチングを学んだ．
　表2 はフィードバック用の評価項目であり，それぞれの研修医は8人の看護師に評価用紙を自ら渡してフィードバックを求めた．評価用紙は事務局に集められ，研修医に項目ごとの平均値が伝えられた．指導医はその結果をもとに，研修医の目標を明確にし，毎週の面談において，できていることを承認したり，目標と現状とのギャップを埋める方策を質問したりした．医師が自身のとるコミュニケーションに自覚的であること，多職種からのフィードバックを進んで求めること，初期研修医の段階から実践的にコミュニケーションを学ぶことが，患者中心医療の実現に貢献すると期待している．

● 多職種協働に向けた組織変革を支援する

　多職種協働は医療の必須要件となりつつあるが，実践は容易ではない．筆者の専門領域である摂食嚥下リハビリテーションには，さまざまな専門分野の医師，歯科医師，言語聴覚士，看護師，栄養士，歯科衛生士をはじめとして多くのメディカルスタッフが関与する．また医療だけでは完結せず地域での介護との連携も必要である．そこで日本摂食嚥下リハビリテーション学会は教育事業の1つとしてグラクソ・スミスクライン社の支援を受け，「多職

表2 コミュニケーション能力の評価項目

	項目
1	医療チーム内での協調性はあるか？
2	身だしなみとマナーは適切だったか？
3	患者やスタッフを尊重し，思いやりをもって接したか？
4	文化，年齢，性の違いに対する配慮をしたか？
5	PHSやポケベルなどで呼び出したときにすぐ応答したか？
6	患者やスタッフに対し倫理的配慮をしているか？
7	患者やスタッフとのコミュニケーションは適切か？
8	異なる意見に対して適切で冷静な対応をしたか？
9	患者やスタッフの話を積極的に傾聴したか？
10	難解な医学専門用語を使わずに説明していたか？
11	患者やスタッフに対してきちんとあいさつをしていたか？
12	スタッフへの伝達・指示はわかりやすかったか？

種連携を実践する人材育成モデル構築事業」を実施した．本研修プログラムは，月1回の対面研修で学んだコーチングスキルを用いて職場のステークホルダーにコーチングを実施し，多職種協働を促進するものである．多職種協働のハウツーを教える研修ではないし，多様な受講者のニーズに合致するハウツーがあるとも思えない．それぞれの職場の目標を受講者とステークホルダーとが共有し，受講者がステークホルダーの目標達成を支援することを通して協働を深め，ネットワークを広げることを目指す13カ月のプログラムである．特定の医療場面のシミュレーション研修ではなく，課題設定から受講者が考え，ステークホルダーを選び，ステークホルダーからコミュニケーション能力のフィードバックを受け，信頼関係を築きながら周囲に影響を及ぼす．第1期の研修は終了したが，今後も教育事業として定着させることにより，患者視点からの潜在的ニーズを明確にし，有用で技術的にも経済的にも実行可能な医療の質向上をコーチングというコミュニケーションを土台とした多職種協働により実現したいと考えている．

💬 ディスカッション

① 医療組織にコーチングを導入することで実現できることは何でしょうか.
② どのような場面や領域でコーチングを活用することができるでしょうか.

〈出江紳一〉

📖 コラム8
地域包括ケアとコーチング

　65歳以上の人口は3,000万人を超え，厚生労働省は，「団塊の世代が75歳以上となる2025年を目途に，高齢者が可能な限り住み慣れた地域で，自分らしい暮らしを人生の最期まで続けることができるよう，地域の包括的な支援・サービス提供体制"地域包括ケアシステム"の構築を推進する」としている.

　地域包括ケアシステム構築のプロセス 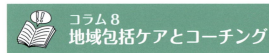 において，専門職の数と資質，連携とネットワークは重要な課題の1つであり，対応策を検討する際には，行政・住民との連携や地域ケア会議などでの情報共有と協働が必須である. さらに実行段階でも医療・介護連携と人材育成が要諦となる.

```
        [プロセス]              [コーチングを活用できる領域]
  地域の課題の把握と社会資源の発掘
              ↓                  ● 専門職の育成
  地域の関係者による対応策の検討      ● 連携とネットワーク
              ↓                  ● ニーズの把握
        対応策の決定・実行          ● 当事者の主体的行動
```

図3 地域包括ケアシステムの構築

地域包括ケアのもう1つのキーワードとして，患者中心ケアをあげたい．対応策の検討段階では当事者・地域のニーズが集められ，実行段階では，当事者・地域の主体的な実践が鍵となる．ニーズの把握と主体的行動の促進が患者中心ケアの必須の要素であると思われる．

　コーチングという対話的コミュニケーションは，専門職の育成，連携とネットワーク，当事者ニーズの把握，当事者の主体性向上の全てにおいて活用できるだろう．

〈出江紳一〉

Chapter II
3

信頼関係とペーシング

　コーチングは，相手との信頼関係なしに成立しない．信頼関係がない中でコーチングを行うと，相手との関係性を悪化させることもある．本章では信頼関係を構築するためのスキル「ペーシング」の紹介を行う．

職場の信頼関係を考える

　医療機関では多様な専門性を持った有資格者が1つの職場で働いている．世代もさまざまで20代の若手スタッフと60代のベテランスタッフが一緒に働くことも珍しくない．異なる専門性や価値観を持ったスタッフが患者さんの治癒・治療という共通目的に向けて協働するためには，相互理解と信頼関係が不可欠である．相互理解を深め信頼関係を構築するにはコミュニケーションが必須だが，時間をとって話し合うことが難しい場合もある．上司や部下，同僚，他職種と理解し合い信頼関係を構築するには何が必要だろうか．

　まず，職場における信頼関係について振り返りを行う．表1のチェックリストを読んで，当てはまると思うものに印をつけ，印が付いた個数の合計を記載する．

表1　信頼関係構築度チェック

1. あなた自身について
- ☐ 1. 私は，部下が抱える不満や疑問を知っている
- ☐ 2. 私は，部下の将来の目標について知っている
- ☐ 3. 私は，部下の業務態度や仕事の仕方に疑問を感じた場合，本人に伝えている
- ☐ 4. 私は，部下にとって耳の痛いことでも伝えている
- ☐ 5. 私は，安心して部下に仕事を任せることができる
- ☐ 6. 私は，部下から尋ねられたことに対して必ず返答をしている
- ☐ 7. 私は，上司や同僚の考えに違和感があった場合，本人に伝えている
- ☐ 8. 私は，上司や同僚に自分の意見を気兼ねなく伝えることができる
- ☐ 9. 私は，上司や同僚と仕事を進める上で必要な話し合いの時間を十分にとれている

2. 部下・後輩／上司／同僚について
- ☐ 10. 部下や後輩は，わからないことについて気兼ねなく私に尋ねている
- ☐ 11. 部下や後輩は，言いにくいことでも私に伝えている
- ☐ 12. 部下や後輩は，私と異なる考えを持っていても意見を私に伝えている
- ☐ 13. 上司や同僚は，私にとって耳の痛いことでも伝えてくれている
- ☐ 14. 上司は，私に仕事を任せてくれている

3. 職場について
- ☐ 15. 私の職場は，他職種と意見を交わす機会や時間がある
- ☐ 16. 私の職場では，現場スタッフからの意見や提案がある
- ☐ 17. 私の職場では，顔を合わせたコミュニケーションが十分にある
- ☐ 18. 私の職場では，ネガティブな情報も全体に共有し合っている

印を付けた個数＿＿＿＿＿個

　上記のチェックリスト全てに印が付く状態が理想だが，少なくとも14個以上印が付いていることが望ましい．「あなた自身について」，「部下・後輩／上司／同僚について」，「職場について」の3カテゴリーに偏りなく印がついていると，さらに望ましい．
　コーチングを実践する前提条件として，相手と信頼関係が構築できている

ことが求められる．信頼関係が構築されていないままコーチングを行ったりコーチングスキルを活用したりすると，相手は「何か裏があるのではないか」，「嘘っぽい」，「表面的なコミュニケーションである」などとネガティブに捉えやすい．それが関係性の悪化に繋がったり，コーチングへの否定につながったりすることがある．反対に，信頼関係が構築されている職場においてコーチングは機能しやすく，効果を発揮する．

　このチェックリストを活用し信頼関係を考える上で意識しておきたいことがある．それは，チェックリストが主観的な評価を問うものであり，評価者によって判断基準や評価ポイントが異なることである．自分では信頼関係が構築できていると思っていても，他者はそう思っていない可能性がある．職場の同僚や部下・後輩，上司にもチェックリストを実施してもらい，評価が異なる点についてディスカッションを行うと良い．ディスカッションのテーマ例を示す．

💬 ディスカッション

① 印を付けながら感じたこと，考えたことは何か．
② 評価が分かれた項目について，なぜ印を付けた／付けないと判断したのか．
③ 印が付く個数が増えたら，職場にどのような変化があると思うか．

信頼されない人の特徴

　前項では職場の信頼関係を評価し，振り返りを行った．本項では信頼関係を崩す原因となるものについて考える．私たちは人と話すとき，相手の表情や声色，コミュニケーションのとり方，話の内容などを総合的に観察している．つまり，信頼関係を崩しうる原因はさまざまなところに存在する．

周囲から信頼されない人の特徴

▶ 言行一致していない・発言に責任を持たない

- 「信頼している」と言いながらも仕事を抱えこみ，部下に割り振らない
- 「あなたに任せた」と言った業務を，口出ししたり後から覆したりする
- 「やります」と言った仕事をやらない，進捗をブラックボックス化する

▶ 相手を理解しようとしない

- 一方的に考えを伝え，相手に意見を言わせない／受け止めない
- 直接会話せず，メールだけでやりとりしようとする
- 発言や態度だけで人を判断し，背景を汲み取ろうとしない

▶ 相手を貶めるために批判する

- 「こんなことも知らないの？」など，相手を馬鹿にしたり自分が優位に立ったりするための発言をする
- 皆の前で叱る，けなす
- 本人がいないときに「○○さんがこう言っていました」と告げ口する

　普段は上記のような言動をしていないと思っていても，業務が立て込んでいる時や余裕がない時など，私たちは無意識のうちに信頼関係を崩してしまう言動をしていることがある．そのため，自分が相手にどう映っているかを客観的に把握していることが重要である．

　職場における信頼関係が構築できていない場合，職員は本音やネガティブな情報（仕事でミスしたことや退職を検討していることなど）を上に伝えない傾向がある．職員の本音やネガティブな情報を把握できないと職員からの不満が募って離職者が増加したり，些細な事象が積み重なって患者からのクレームや医療ミスを招いたりすることがある．また，本音やネガティブな情報が共有されない職場のリーダーは独りよがりになりやすくなったり，周りから「裸の王様」として映ったりすることがある．またそのことをリーダー自身が気づかないこともある．すなわちリーダーにとって職員の本音やネガ

ティブな情報の収集はフィードバック*として重要であり，この情報をもとに的確なマネジメントや判断を行うことができるのである．

相手の安心感を生み出し，信頼関係を築くスキル「ペーシング」

　前節まで「信頼関係」について振り返り，さまざまな要素が関わっていることを理解した．特に，話している相手への安心感なしには信頼関係は成立しない．そのための第一歩として，「ペーシング」のスキルを本節で学ぶ．ペーシングは英語の"pacing"（歩調合わせ）に由来する．ペーシングとは話し方や身振りなどを相手に合わせることである．ペーシングを活用することで，相手との一体感や安心感，信頼感を生み出す効果がある．

　ペーシングは「バーバル」と「ノンバーバル」の2種類に分けられる．

▶ 言葉によるペーシング（バーバル）

- 共通の話題
- 話す速さ
- 言葉遣い
- リフレイン（相手が発した言葉をそのまま繰り返す）

▶ 言葉によらないペーシング（ノンバーバル）

- 服装
- 座り方・姿勢
- ジェスチャー
- 表情
- 目線
- 声の大きさ
- 声のトーン
- 話すリズム

用語 フィードバック ▶▶▶ 相手の設定した目標に対する相手の現状を主観的・客観的に伝えること．

表情はノンバーバルなコミュニケーション手段の1つだが，他のノンバーバルのコミュニケーション手段（姿勢など）との比較でより多くの情報を伝達する．1：1の対話の中でノンバーバルなメッセージが伝える情報量は65〜93％と言われており[1,2]，その中で表情が伝える情報量は全体の55％を占める[2]．ジェスチャーや声のトーン，話すリズムのペーシングができていても，表情が合っていなければ不十分である．

　ペーシングには「相手を受け止める」といった意味もある．相槌や接続詞を効果的に使うことで，相手の話を促すことができる．

- 相槌を打つ
    - 「うんうん」，「なるほど」 など
- 接続詞を使う
    - 「それで？」，「もう少し教えて」 など

　ペーシングを意識することで，相手は「この人に自分のことを話しても大丈夫だ」，「自分の話に関心を持たれている」といった感情を抱き，さらなる信頼感・安心感につながりやすい．採用面接や目標管理面談，患者との話し合いなど，相手が緊張感を持っている場面において特に効果を発揮する．

　ただし機械的に接続詞を多用すると話し手が苦しくなったり，反感を持たれたりすることもあるため注意が必要である[3]．

エクササイズ

① ペアを組み，ペーシングの練習を行う．コーチ役はクライアント役を観察し，バーバルとノンバーバルによるペーシングを実践する．（目安：2分）

② コーチ役はクライアント役から感想を聞き，上手くいったポイントと改善点について意見をもらう．

　ここまで，ペーシングを行う際のポイントを解説した．ペーシングが行われていないと，相手はどのような印象を抱くのだろうか．例えばついついパ

ソコンの入力作業をしながら相手の話を聞いていたり，後ろから話しかけられて背中で話を聞いていたり，スマートフォンでメールをしながら話を聞いていたりすることはないだろうか．ここにペーシングの対極「反ペーシング」の例を示す．

▶ 反ペーシングの例

- 苛立つ／神経質／せっかち
  - 途中で口を挟む
  - 指で机をコツコツ叩く
  - 舌打ちする
  - ペンのキャップを開けたり閉めたりする
  - 貧乏ゆすりをする
  - 相槌や合いの手が早い
- マウンティング（相手より優位に立つ）
  - 相手の意見をすぐに否定する
  - 相手の意見を否定し論破することを楽しむ
- 無関心
  - 目を合わせない，パソコンやスマートフォンをいじる，資料しか見ない
  - 相槌，合いの手がない
  - つまらなさそうな表情をする
- 傲慢
  - 椅子の背に踏ん反り返る
  - 足を組む
  - 相手を見下すように見る

　反ペーシングをされた相手は「自分の話は重要でないと思われている」，「自分の話に関心がなさそうだから早く切り上げよう」などと感じ，積極的に情報共有や報告をしなくなることがある．また，例えば患者が特定の看護師から反ペーシングをされた場合，その場で直接不満を伝えられずに溜め込んで行き，「あの人の態度が悪いから病棟を移して欲しい」，「あの看護師を辞めさせてほしい」などと不満が大きくなり病棟全体の問題に発展してしま

うこともある．
　先ほどのペーシングのエクササイズと同様，反ペーシングの実践を行う．

> **エクササイズ**
>
> ①ペアを組み，反ペーシングの練習を行う．コーチ役はクライアント役を観察し，反ペーシングを実践する．（目安：2分）
> ②コーチ役はクライアント役から感想を聞く．

■文献
1) Birdwhistell RL. Kinesics and Content: Essays on Body Motion Communication. Philadelphia: University of Pennsylvania Press; 1970.
2) Mehrabian A, Ferris SR. Inference of attitudes from nonverbal communication in tow channels, J Consult Psychol. 1967; 31: 248-52.
3) 安藤　潔，柳澤厚生．難病患者を支えるコーチングサポートの実際．東京：真興交易医書出版部；2002.

〈曽我香織〉

Chapter II
4

▶▶▶ 聴く

　あなたは普段，自分の考えを話している時間と相手の考えを聴いている時間のどちらが多いだろうか．本章では「聴く」重要性と意義について考える．

なぜ，「聴く」必要があるのか

　チーム医療を実践するためには，職種や組織，役職の壁を超えてコミュニケーションをとり，それぞれの価値観や考え方を理解した上で協働することが重要である．お互いの価値観や考え方を理解し尊重し合うためには，Chapter Ⅰで示した対話的コミュニケーション，すなわちコーチングの考え方が不可欠である（p. 2）．しかしながら医療現場では，発言力の強い職員の意見が採用されたり，リーダーが一方的に考えや指示を伝えたりする場面が多くあるのではないか．

　耳を傾けることは，コミュニケーションの前提である[1]．コーチングにおいては，自分の考えを伝えるよりも相手の話を聴くことの方が重視される．なぜならコーチングは相手の自発的な目標達成をサポートする対話的コミュニケーションだからである．コーチには相手の考えを引き出し，気づきを与えたり言語化を促したりするサポートを行うことが求められる．つまり，コーチは良い聴き手になる必要がある．

　では，なぜ「聴く」必要があるのだろうか．相手の意見をに耳を傾けないとどのようなデメリットがあるのだろうか．

🔔 エクササイズ

① まず，あなたの周りで「聴き上手な人」を思い浮かべ，その人の聴き方の特徴を箇条書きで洗い出す．
② ①であげた人と話している時，どのような気分になるのかを箇条書きで書き出す．
③ 次に，あなたの周りで「聴くのが下手な人」を思い浮かべ，その人の聴き方の特徴を箇条書きで洗い出す．
④ ③であげた人と話している時，どのような気分になるのかを箇条書きで書き出す．
⑤ あなたが職場の人の話を聴くことによるメリットとして，どのようなことが考えられるかを箇条書きで書き出す．

▶ 参考

　筆者がコミュニケーション・トレーニングを行っている複数の医療機関で上記のエクササイズを実施すると，「聴き上手な人」の特徴として「関心を持って話を聴いてくれる」，「話を引き出してくれる」，「相槌を打ってくれる」，「笑顔」，「声のトーンが良い」，「途中で割り込まずに最後まで話を聴いてくれる」，「否定しない」などの要素があげられる．聴き上手な人と話していると「話していて安心する」，「スッキリする」，「話が楽しく満足感がある」，「また話を聴いてほしいと思う」などの声が得られる．反対に「聴くのが下手な人」の特徴として「話すタイミングを与えてくれない」，「共感がない」，「視線が合わない」，「決めつけが激しい」などの要素があげられる．聴くのが下手な人と話していると「この人には心を許せない」，「疲れる」，「この人に話しても仕方ない」，「早くこの場を去りたくなる」などの声があげられる．

　聴き上手な人の周りには人や情報が集まる一方で，聴くのが下手な人に対しては積極的なコミュニケーションを避ける傾向があるようだ．

話を聴く際のポイント

コーチは相手の話を聴く際に「レセプター」図1 を立てて聴いている．レセプターとは生物学用語から転用した言葉（暗喩）で，生物用語においては細胞が情報を受信する分子を指す．レセプターは，自分が関心のある情報を積極的に受け取る．レセプターは誰にでも存在する．

ある看護師は電車に乗っている際，乗客の腕の血管を見る癖があり，注射針を刺しやすいか判断を行っているそうである．この例は「腕の血管」にレセプターが立っている例である．また，ある歯科医師は目に入った人の歯並びや歯の白さを観察する癖があるそうである．これは「歯」にレセプターが立っている例である．このように私たちは自然とレセプターを立て，関心のある情報を収集している．

レセプターは意図的に立てることもできる．コーチは相手の表情の変化，考え方の癖，価値観，言葉遣いなどさまざまなレセプターを立てて話を聴いている．さまざまなレセプターを立てて話を聴くことで，相手を多面的に観察し理解することができる．

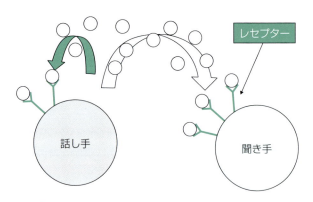

図1　レセプターを立てて聴く

エクササイズ

　レセプターを体感するエクササイズを行う．このエクササイズにはレセプターを立てる対象者が必要である．職場などで協力者を得て実施すると良い．難しい場合は，対談番組でゲストが自分の仕事観や人生観について語っているシーンなどを観察して実施することもできる．

① 3分間で，相手が仕事をする上で大切にしていることは何かを尋ねる．相手が話している間，「相手の強みは何か」にレセプターを立てながら話を聴く．

② 相手が話し終わった後，あなたが気づいた相手の強みを伝える．

　このエクササイズを行うと，これまで気づかなかった相手の強みに気づくことができる．相手が自分で認識していなかった強みに気づくことも多く，それを相手に伝えることで相手のモチベーション向上も期待できる．また，このエクササイズを複数人で行うと同じレセプターを立てても人によって受け取る情報が異なることを実感できる．

 ポイント

〈聴く際に留意すべきこと〉

① **相手に話をさせる**

　コーチは自分が話すことよりも，相手に話をさせることに集中する．8:2の割合で相手が多く話すことを意識する．

② **相手の話に「．」が付いてから話し始める**

　相手の話を遮ったり，話に被せて話したりすることは避ける．相手が話し終わった後に口を開く．

③ **相手が沈黙したら「待つ」**

　沈黙は金という言葉があるが，コーチングにおいても沈黙の時間は重要である．なぜならコーチングにおいて相手が沈黙しているときは，相手

が思考を巡らせて言語化している時間だからである．相手が沈黙した際にすぐに話題を振ったり質問の補足をしたりすることは得策ではない．ただし相手の集中力が切れている・思考が停止しているなどの状況においては，何を考えていたかを確認したり質問を変えたりすることがある．

④ **相手の課題について考えるのは相手自身**

コーチングを学び始めた医療者が陥りがちなケースに，相手の課題解決をコーチが始めてしまうことがあげられる．課題に対する仮説を立てたり，自分の立てた仮説に沿った質問をしたりすることはコンサルティングであってコーチングではない．コンサルティングを行うと，相手が他者に答えを求め，自らの考えを話さなくなる傾向がある．

相手の自発的な気づきを生み出す

コーチングを受けると，自分でも気づいていなかったことに気づいたり，モヤモヤとしていたことが言語化されたりする．コーチは相手に質問を投げかけることで相手の思考を促進し，自発的な気づきを起こしている．話しながら自分の中で気づきが起こることを「オートクライン*」と呼ぶ 図2 ．オートクラインは生物学用語から転用した言葉（暗喩）で，生物学ではA細胞から発信された情報がA細胞自身に作用することを指す．例えばコーチがプリセプターに「新人が同じミスを繰り返す背景には何があるのでしょうか？」と質問した場合，「毎回叱るだけで，理由を聴いていなかった．何か困っていることや焦っていることがあるかもしれない」と言葉にすることをきっかけにプリセプター自身が気づく（オートクライン）．そして，「明日シフトが同じだから聴いてみよう」などと自分のアクションプランを考える．自分で必要性を感じたアクションプランは実行に移されやすい．一方で，上司から「新人のミスが続いているのはあなたがきつく叱ってばかりい

用語　オートクライン ▶▶▶ 生物学用語から転用した言葉（暗喩）で，生物学ではA細胞から発信された情報がA細胞自身に作用することを指す．

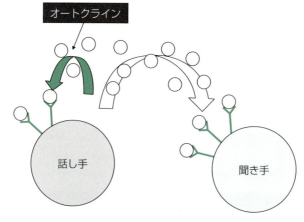

図2 自発的な気づき「オートクライン」

るせいではないか？たまには話を聴いてあげたらどうなのか」などと言われた場合，上司命令として新人の話を聴こうとするかもしれないが，業務多忙を理由に後回しにしたり，嫌々新人に声をかけたりすることになるだろう．

コーチはアドバイスや指摘をするのではなく，質問し相手に話させることで自発的な気づきや行動を生み出している．

 エクササイズ

① オートクラインを体感するために，ペアで簡単なコーチングを行う．コーチ役は「聴く際に留意すべきこと」を意識して相手と対話的コミュニケーションを行う．
② コーチング終了後，相手にオートクライン（自発的な気づき）があったのかを確認する．

■文献
1) P.F. ドラッカー．マネジメント【エッセンシャル】基本と原則．東京ダイヤモンド社；2001．

〈曽我香織〉

Chapter II
5

▶▶▶ タイプ分け™

　本章では個別対応のコミュニケーションをとる上で有効な「タイプ分け™」の紹介を行う．

「タイプ分け™」とは

　コミュニケーションには絶対的な正解がない．例えば何かの説明をする際に順を追って説明した場合，順を追って知りたい人には喜ばれるが，結論から知りたい人には苦痛な時間となる．コミュニケーションの基本は，相手を観察し相手の特徴に合ったコミュニケーションをとることである．相手を観察し，相手の特徴を掴むためのツールとして「タイプ分け™」がある．

　株式会社コーチ・エィが開発した「タイプ分け™」は臨床心理学，組織行動学などをベースに人のコミュニケーションスタイルを4タイプに分類したものである 図1．4タイプの特徴を学び，相手に合わせたコミュニケーションを行うことを目的とする[1]．

▶ コントローラー

〈特徴〉
- 行動的・野心家
- 自分の思い通りに進めたがり，人をコントロールする
- 決断力がある
- 人間関係より仕事優先（人の気持ちに鈍感）
- 支配的・威圧的で人から怖がられる
- 正義感が強い

＊「タイプ分け™」は株式会社コーチ・エィの登録商標です．

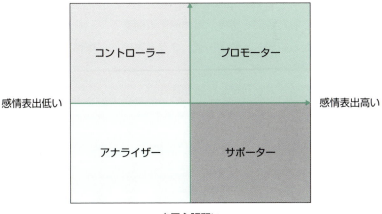

図1 タイプ分け™
(ⓒコーチ・エィ無断で複製，転用，販売など，二次利用することを禁じます)

- 人の話を聞かず，結論を急ぐ
- 人を寄せ付けない印象

〈コントローラーと仕事をする際のポイント〉
- 話をまとめたうえで，結論から単刀直入に話す（だらだらと話さない）
- 細かく指示するのではなく，仕事を任せる
- いくつか選択肢を提示し，相手に判断させる
- 競争心を刺激する

▶ アナライザー

〈特徴〉
- 冷静で客観的・論理的な話し方をする
- 行動を起こす前に情報収集を行う
- 粘り強く，最後までやり遂げる
- 変化に弱い
- 第三者的立場から話しがち
- 感情表現が苦手

- 失敗・間違いを嫌い，ルールを好む

〈アナライザーと仕事をする際のポイント〉
- 漠然とした質問を避け，具体的に質問する
- 背景から説明し，数字・データなど客観的な根拠で訴求する（ノリで話さない）
- 相手のペースを尊重し，急かさない
- 相手の専門性を評価する

▶ プロモーター

〈特徴〉
- アイディアが豊富
- 盛り上げ上手で場を仕切りたがる
- 楽しいことが好きで，社交的
- 変化に強い
- 新しいことを始めるのは好きだが，計画を立てその通りに進めるのが苦手
- 人を褒めるのが得意で，褒められるのも好き
- 話の展開が早い
- 話すときに身ぶり・手ぶりが多い
- お調子者

〈プロモーターと仕事をする際のポイント〉
- とにかく褒める（「すごい！」「やるね！」など）
- 細かく指示しすぎず，ある程度自由度を与える
- ネガティブなことを伝えるときは，ポジティブな話題から入る
- 相手がもたらしている影響力について伝える
- 目立つ役割，仕切る役割を任せる

▶ サポーター

〈特徴〉
- 人を助けることが好き
- 穏やかで，対立を避ける

- 協調性が高い
- 決断までに時間がかかる
- 感情で物事を決める
- 断れない
- 人の気持ちに敏感
- 気がきく

〈サポーターと仕事をする際のポイント〉
- 仕事を任せっぱなしにせず，頻繁に声をかける
- 話を丁寧に聞き，思いを引き出す
- 合意のプロセスを大切にする
- 無理をしていないか気を配る
- 相手の貢献により，どれだけ助かっているのかを伝える

　職場で「タイプ分け™」を実施し結果を共有することで，相手が大切にしていることや相手の価値観をより深く理解することができる．「タイプ分け™」を実施後，職場でディスカッションを行う際のテーマ例を示す．

💬 ディスカッション

①自分のタイプに記載されている特徴の中で，普段の自分の言動に当てはまる特徴は何か？

②コミュニケーションを取りにくいと感じるタイプはあるか？　そのタイプのどのような言動が苦手だと思うのか？

③②であげたタイプと今後関わる上で，どのような点に注意するとコミュニケーションがスムーズに進むと思うか？

　これまでは「気が合わない」「苦手だ」と感じていた相手でも，タイプによる違い・強みの違いと捉えると，どのようにコミュニケーションをとればお互いに仕事を進めやすくなるか話し合うことができ，スムーズに仕事を進めることができる．

　関係性の薄い相手や患者など，「タイプ分け™」を実施してもらうこと

が難しい場合もある．そこで，タイプを見分ける上でのヒントを紹介する 表1 ．

表1 周囲の人のタイプの見分け方

	コントローラー	アナライザー	プロモーター	サポーター
反応速度	速い	ゆっくり	やや速い	ややゆっくり
話す速さ	速い	ゆっくり	速い	ゆっくり
話の長さ	短い	長い	長い	長い
話し方	結論から話す・要点を話す	順序や整合性を重んじる	話が飛ぶ・展開が早い	前置きから話す・全てを話す
話の内容	業務や課題	業務や課題	人間関係	人間関係
口調	断定的・強め	単調・冷静	抑揚がある	穏やか・柔らかい
姿勢	腕組み・足組み	直立不動	身振り手振り	うなづき・相槌
雰囲気	頼れそう	真面目そう	楽しそう	優しそう

職種別のタイプ傾向

　コミュニケーションタイプは仕事における役割や業務内容によって変化する．例えば，職位が上がり意思決定や管理業務が多くなるとコントローラータイプが強くなることがある．

　一般企業においては営業部から人事部への異動，経理部から営業部への異動などの職種変更があり得る．しかし医療者の場合は国家資格を有する専門職であり，職種変更することは基本的に発生しない．

　医療機関では職種によってコミュニケーションタイプの一般的な傾向が見られる 表2 ．各職種に多いコミュニケーションタイプを把握しタイプに合った関わりを意識することで，他職種とのコミュニケーションが図りやすくなったり，お互いの考え方を尊重した話し合いが期待できる．

表2 医療機関における各タイプの傾向とコミュニケーションのポイント

タイプ	医療機関における傾向	各タイプに対するコミュニケーションのポイント
コントローラー	医師（特に外科系）や看護部長に多い．職位が上がるほどコントローラータイプが増える傾向にある	・結論から伝える ・一文を短くする ・感情を交えず，事実を伝える ・「相談」として持ちかける
プロモーター	医療機関に最も少ない．事務職の経営企画や広報担当に多い	・「承認」する ・仕事の依頼時は「〇〇さんにお願いしたい」，と名指しで伝える ・細かな指示を出さず，任せる
サポーター	医療機関に最も多い．看護師，リハスタッフ（PT/OT/ST），事務職に多い．内科系医師にも存在	・頻繁に「承認」する ・期待を伝える ・コミュニケーション量を多くする
アナライザー	医師，薬剤師に多い	・高圧的な態度に弱いため，柔らかな表現で伝える ・事実ベースで発言の根拠を伝える（感情的にならない） ・相手の専門性を尊重する ・「正しさ」で訴求する

「タイプ分け™」の活用法・注意点

　「タイプ分け™」は，職員同士だけでなく患者にも応用できる．患者にもひとりひとりの個性がある．患者のコミュニケーションの特徴を観察し患者のタイプに合った対応をすることで，信頼を得たり，クレームを減らしたりすることが期待できる．例えばコントローラーの患者には，回りくどい表現や長い説明を避け，目的やポイントを端的に伝えることが重要である．また，命令的な口調を避け，判断や意思決定は極力患者に委ねるようにする．

　アナライザーの患者に治療方針の決定や病状の説明をする際は，正確な情報と根拠を提示すると良い．プロモーターの患者は自分の行動を制限されることや，ネガティブな話を嫌いがちである．病気が治った後にどうしたいのか，患者のビジョンを聞き出したり，勇気付けしたりするとモチベーション

が上がりやすい．サポーターの患者は周りの人の感情に敏感であまり自己主張をしない傾向がある．患者が無理をしていないか気遣い，本音を引き出すように努めたい．

　このように「タイプ分け™」は相手を観察し，相手の特徴に合わせたコミュニケーションをとるために便利なツールであるが，決めつけは時に相手との関係性を悪化させることがある．私たちはどのタイプの要素も少しずつ持っており，仕事で求められている役割や状況によってタイプの強弱は少しずつ変化する．「○○さんは××タイプだ」などと相手を決めつけると，相手は不快に感じることがある．「タイプ分け™」をベースにしながら，相手の反応をみて少しずつコミュニケーションの取り方を調整していくことが重要である．

■文献
1) 鈴木義幸．図解 コーチング流タイプ分けを知ってアプローチするとうまくいく．東京：ディスカヴァー・トゥエンティワン；2006.

〈**曽我香織**〉

Chapter II
6

▶▶▶ 承認

本章では相手のモチベーションを高めたり行動促進を行ったりする上で有効な「承認」のスキルを紹介する．

「承認」とは

相手を褒めることや相手の存在を認めることを，コーチング用語で「承認」と言う．このスキルを用いることで，相手の成長を認知させることができる．これにより，相手の自己効力感*やモチベーションの向上が期待できる．「承認」は職員や患者に使えるだけでなく，子育てにも使える汎用性の高いスキルである．

承認には大きく2種類ある 表1 ．

表1 承認の種類

①成果承認	②存在承認
相手の長所や行動の結果（パフォーマンス）を褒める	相手の存在や態度を認める
例） ● ○○さんの対応が良かったと患者さんから褒められたよ ● がん看護専門資格まで取って，凄いね ● 縫合のスキルが上がったね	例） ● おはよう ● 髪型変えたね ● さっき病棟で見かけたよ

用語　**自己効力感** ▶▶▶ 心理学用語で，自分には目標を達成する能力があると認知すること．

▶ 成果承認

「凄い」,「良い」など,一般的に褒め言葉と言われるものは「成果承認」に該当する.相手に成功体験を尋ねることや,相手が成長したポイントを言語化させることも成果承認に含まれる.

成果承認は,主観的な承認と客観的な承認に分けられる.「がん看護専門資格まで取って,凄いね」は個人的な感想であるため,主観的な承認と言える.「〇〇さんの対応が良かったと患者さんから褒められたよ」,「縫合のスキルが上がったね」は事実を述べているため,客観的な承認と言える.

▶ 存在承認

存在承認は,自分が相手を見ていることのメッセージになる.仕事の成果や相手の努力に関係なく,誰に対してでも使うことができる.あいさつや相手の変化,状態について伝えるだけでなく,メールにすぐ返信をする,相手の目を見るなども存在承認に含まれる.

仕事で高い成果を出すことに価値をおいている人は「相手に褒めるところがないから褒められない」,「褒めるところがない人をどう褒めるのか」などと,高い成果を出していない相手を承認することに躊躇する場合がある.その背景には,「褒めるとだらけるのではないか」,「慢心されて勘違いされても困る」などの考えがあるようである.確かに成果承認を行った場合,相手の怠惰や慢心に繋がる可能性がある.しかし存在承認であれば,有効に使うことができる.

また,存在承認は相手に「私はここにいて良いのだ」と安心感を憶えさせる効果がある.新人や若手スタッフは「私はこの職場に馴染めているのだろうか」,「一員として認められているのだろうか」などの不安を抱えやすいため,存在承認が特に有効である.

💡 ポイント

上司−部下間以外の関係性において成果承認を使う際には，注意が必要である．例えば新人の事務職員がベテランの事務職員に「クレーム対応が上手いですね」と伝えた場合，承認した人とされた人の間で「評価者−被評価者」という関係が生み出される構造になる．人によっては「当たり前だ」，「お前に評価されたくない」と抵抗感を持つ場合がある．

💬 ディスカッション

下記について，同僚や他職種と一緒にディスカッションを行う（1人でワークとして行っても良い）．
① 普段，あなたは職場でどのような承認を行っているか．具体的な言葉で記載する．
② 組織に承認が増えると，どのようなプラスの影響が期待できるか．

承認のレパートリーを増やす

私たちが誰かを承認するとき，これまで自分の上司が使っていた言葉や，自分が言われて嬉しい言葉を使うなど，承認のレパートリーが偏っていることがある．しかしそれでは「あの人は全員に同じことを言っている」などの疑念を相手に感じさせ，本来の承認の目的が果たされないこともある．承認のスキルを使う際は，目的に応じて「4つの主語」を意識して使い分けると良い．

▶ Iメッセージ：相手が自分に与えた影響を伝える

例）「刺激を受けた」，「感銘を受けた」など
　　メリット：自分の主観であるため，相手が受け取りやすい

デメリット：使いすぎると相手がお世辞だと感じやすい

● YOUメッセージ：相手を評価する

例）「凄いね」，「頑張ったね」など
メリット：評価していることが伝わりやすく，部下には効果的
デメリット：「上から目線」に聞こえやすい

● WEメッセージ：相手が組織に与えた影響を伝える

例）「あなたがいると職場が明るくなるね」，「私たちの鏡だね」など
メリット：相手が組織にとって重要な存在だと伝えることができる
デメリット：主語の影響範囲が大きいため，相手が謙遜しやすい

● HE/SHEメッセージ：他者の発言を間接的に伝える

例）「院長が褒めていたよ」，「患者さんがお礼を言っていたよ」など
メリット：客観的事実であるため，相手が受け止めやすい
デメリット：本人から承認されないことに不満を持つ人もいる

個別対応を意識した承認を行う

　前項では承認のレパートリーを増やすための視点を紹介した．承認する際は，自分が言われて嬉しい言葉を伝えるのではなく，相手が言われて嬉しい言葉，受け止めやすい言葉を選ぶ必要がある．つまり，承認は個別対応で行う必要がある．自分で良かれと思い伝えた承認が，相手のモチベーションを下げることもある．相手に合った承認を行う上で，Chapter II -5 で扱った「タイプ分け™」の考え方が有効である（p.76）．

● コントローラー

　「褒め殺し」が効かないタイプで，承認されすぎると「裏があるのではないか」と警戒心を抱く傾向がある．コントローラーを承認する場合は，客観的事実をシンプルに伝えることが重要である．また，プロセスに対する承認よりも結果に対する承認の方が効果的である．

▶ アナライザー

「凄い！」「流石！」など，主観的で曖昧な承認は，「何が？」，「馬鹿にされている」などと感じさせてしまうことがあるため，避けた方が良い．アナライザーに対しては客観的事実を具体的に，根拠を添えて承認する．例えば「学会発表，良かったよ」ではなく，「学会発表で5人から質問されていたね」などのようにデータや数字を交えて伝えると良い．

▶ プロモーター

影響を与えることに価値を感じているため，どのような承認もポジティブに受け止める傾向がある．他のタイプと異なり承認の内容に気を回す必要はなく，承認の機会は多いほど良い．特に「あなたの患者さんは皆あなたのファンだよね」など，相手の「影響」について伝えるとより効果的である．

▶ サポーター

サポーターには，承認を頻繁にすることが重要である．コントローラーと反対で，結果に対する承認よりもプロセスに対して承認する．サポーターが周りに対してどのような貢献をしているのか，それによって周りがどれだけ助かっているのかをこまめに伝えると効果的である．

「タイプ分け™」は株式会社コーチ・エィの登録商標です．

エクササイズ

① ペアを組み，承認の練習を行う．コーチ役はクライアント役を観察し，相手のタイプに合った承認を心がける．
② クライアント役から感想を聞き，上手くいったポイントと改善点について意見をもらう．

承認のスキルは相手のモチベーションを高めたり，相手に安心感を持ってもらったりする上で有用である．しかし，本心ではないことを伝えるとそれ

が相手に伝わりやすい．例えば「持ち上げられている」，「自分をこの職場に引き止めるために言っている」，「さっききつい言葉で当たってきたからフォローしようとしているのだろう」などと感じさせ，逆効果になってしまうことがある．特にリーダーは，職員から見られる立場にある．相手を観察して普段と違う相手の言動や成果に気づき，相手に合った承認を行う努力が求められる．

〈曽我香織〉

Chapter II
7

▶▶▶ フィードバック

　本章では，相手の成長や目標に向けた軌道修正を促す「フィードバック」をするスキル，受けるスキルを紹介する．

自己認識力を高める

　相手の目標達成をサポートするためには，相手にとって耳の痛いことや相手には見えていない客観的な事実を第三者の視点から伝えることも重要である．

　下記は，ある医療現場のリーダーとその部下（現場スタッフ）に対してヒアリングを行ったときのものである．

● リーダーの声（本人）

　回答：私は，現場スタッフの話に耳を傾けるようにしています．スタッフの発言は間違っていたり理屈が通っていなかったりすることもありますが，否定せずに受け止めています．ですからスタッフは，思ったことを何でも私に話せています．リーダーになりたての頃の私に比べると，包容力が大きくなったと思います．

● 現場スタッフの声

　回答：リーダーは自分の話ばかりしていて，人の意見に耳を貸しません．リーダーの考えと異なる発言をすると，すぐに怒り出します．リーダーは決めつけが激しいので，私の発言の背景を聞かず，頭ごなしに怒ります．ですので，最近はリーダーに本音を言わず，リーダーの言うことに従うようにしています．

相手から見た自分の姿・態度について認識できる力を「自己認識力*」と言う．自己認識力が低いと自分が相手からどう見えているのか把握できず，自分の課題や相手の不満に気づくことができない．いわば，「裸の王様」の状態になってしまう．リーダーは，高い自己認識力を備えている必要がある．

「フィードバック」とは

相手の設定した目標に対する相手の現状を主観的・客観的に伝えることをコーチング用語で「フィードバック*」と言う．フィードバックは工学系の用語で，ある系の出力を入力側に返すことをいう．経営学では，人事評価の結果を本人に伝える，あるいは組織のメンバーや部門に本人の行動のプロセスや成果についての情報を提供する意味で用いることが多い．また，一般的にフィードバックは「指摘」と捉えられることが多く，受け取りがたいものである．コーチングにおけるフィードバックには明確な方法論がある．

フィードバックを受けることで，相手は現状を把握し，目標とのギャップを認識することができる．そのためコーチは，第三者の視点に立ち，相手がどのような状態にあるかをフィードバックする．

フィードバックの2つの視点

フィードバックには2つの視点がある．

▶ 主観を伝えるフィードバック

内容の正当性にはこだわらず，自分が感じた主観を伝える．
例）
- 「看護師のXXさんを信頼していないように聞こえます」
- 「そのような言い方をされると，私だったら嫌です」

用語
自己認識力 ▸▸▸ 相手から見た自分の姿・態度を自分自身で認識できる能力．
フィードバック ▸▸▸ 相手の設定した目標に対する相手の現状を主観的・客観的に伝えること．

- 「本当は別のことが気になっているように見えます」

▶ 客観的事実を伝えるフィードバック

自分がどう感じるかは関係なく，事実として起きていることを伝える．
例）
- 「眉間にシワが寄っていますよ」
- 「先生の患者さんの待ち時間が30分を超過しています」
- 「あなたの話には，人に関する話題が出てきませんね」

　フィードバックは相手が気づいていない相手の言動や状況を認識させる上で有用である．しかしフィードバックの使い方を間違えると，意図せず相手の反発を買ってしまうことがある．フィードバックは，下記のポイントに留意して行う．

フィードバックする際のポイント

▶ 行動変容が可能なことを伝える

　身体的特徴など，修正困難なことはフィードバックしない．また，「何となく」などの漠然とした雰囲気を伝えることも，相手の混乱を招くためフィードバックにならない．

▶ 指摘・命令・忠告と区別する

　指摘や命令，忠告は，相手に対して行動変容を強いる意味合いが強くなる．一方，フィードバックは相手の主体性を尊重し，行動変容を強制するものではない．フィードバックを伝える際は強制感を持たせないように気をつける．

▶ 気づいた時に，相手の状況を見て伝える

　フィードバックは「鮮度」が重要である．過去の話を伝えても，相手は軌道修正のしようがない．フィードバックは気づいた時にすぐ伝えることが原

則である．ただし相手が第三者の意見を必要としていない時にフィードバックを伝えると，批判やお節介として捉えられてしまうことがある．相手の状況に注意を向ける必要がある．

▶ フィードバックに対する意見を聞く

伝えたかったフィードバックが相手にどう伝わっているのかを確認する．これにより，一方的なコミュニケーションになることを防ぐ．

なお，フィードバックは 1：1 で行うのが基本である．複数：1 で行うと威圧感が生じたり，対立関係になったりするためフィードバックにならない．フィードバックの目的は，相手の目標や成長に対する相手の状態を主観的・客観的に伝えることであり，不満やクレームを伝えることではない．言いにくい内容や相手だったとしても 1：1 で行う．

フィードバックを受ける場合のポイント

フィードバックは，受け手にもスキルが求められる．

▶ 御礼を言う

相手は，発言のリスクを背負ってフィードバックを伝えている．まずは伝えてくれたことへの御礼を伝えるようにする．これにより，相手は「この人にはまた言っても大丈夫だ」と安心することができる．

▶ 感想を伝える

フィードバックをどう受け止めたのかを伝える．ここで注意したいのは，相手の発言に対する修正や指摘，評価をしないことである．「あなたに言われたくない」，「あなただって」，「それには誤解があって」などの言葉は，相手のフィードバックを拒絶するメッセージとして伝わり，以降相手がフィードバックをしなくなる可能性がある．

フィードバックをもらい続けるためには，良い受け手であり続ける必要がある．

エクササイズ

① ペアを組み,フィードバックの練習を行う.
コーチ役はクライアント役に対して,主観的なフィードバックと客観的なフィードバックを実践する.
② クライアント役から感想を聞き,上手くいったポイントと改善点について意見をもらう.

〈曽我香織〉

Chapter II

8

▶▶▶ アカウンタビリティ

　職場には，主体性高く働いている人，そうでない人が混在している．置かれた状況は同じでも，捉え方や対応が異なるのはなぜだろうか．本章では，主体性の高い人，低い人の違いについて考える．

主体性の高い組織，低い組織

　組織で何か新しい取り組みを始めようとする場合，スタッフの反応は大きく2つに分かれる．

　1つ目は，ネガティブな反応だ．「忙しく時間がない中で更に新しい取り組みなどできるわけがない」，「そのようなことをやっても意味がない」，「これまでは別のやり方でやってきた」，「それは私の仕事ではない」など「できない理由」があげられる．

　2つ目は，ポジティブな反応だ．「よくわからないけど，良いものならまずやってみよう」，「面白そうだ」，「自分たちに何かメリットがあるかもしれない」など，「できる理由」があげられる．

　ポジティブな反応が返ってくることはあまり多くない．なぜなら新しい取り組みを始めてリスクや責任を引き受けるよりも，言い訳や批判をして責任から逃れたほうが楽だからである．スタッフがどちらの反応を示すかは，リーダーの態度に左右される．リーダーがネガティブな反応を示し「できない理由」を探していると，スタッフも自然と「できない理由」を探すようになる．反対にリーダーがポジティブな反応を示し「できる理由」を探していると，スタッフも「できる理由」を探すようになる．

　「できる理由」を探す組織は主体性の高い組織だと言える．問題が起きた時にも率先して解決にあたる．何事にも主体的に取り組むため上長や他部署からの信頼が厚く，さまざまなチャンスに恵まれやすい．一方，「できない

理由」を探す組織は主体性の低い組織と言える．問題が起きても当事者意識に乏しく，責任を押しつけ合ったり犯人探しに終始したりする傾向がある．

アカウンタビリティを発揮する

置かれた状況は同じでも，どう解釈し行動するかは選ぶことができる．自分の意志で現実を見つめ，問題に当事者として取り組み，解決策を見出し，その解決策を実行しようとする意識のことを，「アカウンタビリティ」と言う．アカウンタビリティが高い状態にある人は起こった出来事や周囲の人を受け止め，状況が好転する方法を考え自ら動こうとする傾向がある．

反対に，自分の責任回避のために言い逃れし，他人に責任を押し付け，第三者的になり，相手を批判したり攻撃したりする意識のことを「ビクティム（被害者）」と呼ぶ．ビクティムの状態にある人は，起こった出来事や周囲の人に対して攻撃的／防御的になり，問題の原因を他者に転嫁する傾向がある．

世界的な経営アドバイザーのラム・チャラン，アメリカのビジネス雑誌フォーチュン誌の記者ジェリー・ユシームは，「企業が失敗する理由」という記事で，ある組織の崩壊について次のように述べている．

> （前略）「成功志向」の文化，嫌になるほどの複雑性，非現実的な達成目標が混ざり合い，本来なら規格違反のものが規格として容認された．それでも，一見しておかしいところはどこにもなかった．それが突然破局を迎え，すべてが終わった．（中略）実はこれは，1986年にNASAが打ち上げたスペースシャトル「チャレンジャー号」の爆発事故についての話である．（中略）NASAのエンジニアは，前回のシャトル打ち上げで，重要なOリングの破損に気づいたにもかかわらず，その破損は問題ないと自分たちに言い聞かせてしまった．（中略）アカウンタビリティの欠如は，どんな組織にも忍び寄る．最初，それは正当な言い訳のような顔をして突然現れる．それから，自分以外を責める攻撃的な形へと発展し，最後にはそれが当たり前のこととして定着する．（後略）
>
> （ロジャー・コナーズ，他．主体的に動く アカウンタビリティ・マネジメント．東京: ディスカヴァー・トゥエンティワン; 2009．）

どんなに責任感の強い人でも忙しかったり，仕事や家庭でトラブルが続いたり，理不尽な状況に遭遇したりするとビクティムの状態に陥ることがある．しかしビクティムの状態にある限り，自分が起こすべき行動に目が向かず物事が前に進むことはない．ビクティムのサインにいち早く気づき，アカウンタビリティを発揮するための行動を起こすことが重要である．

思考 / 行動特徴の違い

　アカウンタビリティが高い状態にある人と，ビクティムの状態にある人は，思考や行動に違いが見られる 表1 ．

表1

アカウンタビリティが高い状態	ビクティムの状態
できる理由を探す	できない理由を探す
目標に焦点を当てる	問題に焦点を当てる
自分の限界・枠を超えようとする	自分の限界・枠に囚われる
常に上を目指す	現状維持
提案・要望が多い	不平・不満が多い
自分を主語にする	他人を主語にする
自分で状況を変えようとする	置かれた状況の中で選ぶ
すぐやる	物事を後回しにする

ワーク

下記を読んで，職場でのあなたの状態に当てはまるものに印をつける．

▶ 自身のアカウンタビリティチェック

☐ 1. 改善すべき点を見つけたら，必ず提案している
☐ 2. 「上司が言うから」など言わずに自分の言葉に置き換えて部下に伝えている

- ☐ 3. 新しいことを導入する際，否定や批判をせずにプラスの価値に注目している
- ☐ 4. 指摘を受けた場合，言い訳せずに受け止めている
- ☐ 5. 対人関係で揉めた場合，相手への指摘・批判よりも自分が反省すべき点に着目する
- ☐ 6. 自分の仕事について，他人にフィードバックを求めている
- ☐ 7. 他部署，他職種のスタッフに自らコミュニケーションをとっている
- ☐ 8. 過去の失敗よりも，これから何ができるかに着目している
- ☐ 9. 常に全力投球で仕事をしている
- ☐ 10. 問題が起きたとき，犯人探しよりも問題の解決にあたっている

＜点数の見方＞

1〜2点……… ビクティム
3〜4点……… ややビクティム
5〜6点……… ややアカウンタビリティが高い
7〜10点 …… アカウンタビリティが高い

　5点以上であればアカウンタビリティが高いと言えるが，自己認識力*が低い結果として多くの項目にチェックが付いている場合は「隠れビクティム」の可能性がある．（隠れビクティムについては，後述）

用語　**自己認識力**▶▶▶相手から見た自分の姿・態度を自分自身で認識できる能力．（p.90）

💡 ポイント

　医療者の全体傾向として，医師と医師以外の職種ではアカウンタビリティの意識に相違がある．また，経営層のアカウンタビリティが高く現場層のアカウンタビリティが低い傾向がある．これら2つの傾向は，自己裁量権の大小に起因すると考えられる．

組織のアカウンタビリティ

　アカウンタビリティの高い組織には，自分で考え行動できるスタッフが多い．そのような組織はプラスの循環を生み出し，発展し続けることができる「学習する組織」と言える．

✏️ ワーク

下記を読んで，あなたの組織の状態に当てはまるものに印をつける．

▶ 組織のアカウンタビリティチェック

- ☐ 1. 問題が起きた時，傍観せずに率先して問題解決にあたっている
- ☐ 2. 責任不明確な仕事があった場合，率先して引き受けている
- ☐ 3. 新たな仕事ができた場合，責任の押し付け合いをすることなく，自ら引き受けようとしている
- ☐ 4. 会議が定刻通りに始められている
- ☐ 5. 何かを決める際，決断までのスピードが速い
- ☐ 6. 噂話が少なく，言いづらいことでも本人に直接伝えられている
- ☐ 7. 職場の不平・不満が少なく，提案や要望が多い
- ☐ 8. 相談事項は「丸投げ」せず，自分の意見を伝えている

- ☐ 9. 仕事の進め方や，やり方について，日々改善がなされている
- ☐ 10. 提案が通りやすい組織である

<点数の見方>
1〜2点……… ビクティムな組織
3〜4点……… ややビクティムな組織
5〜6点……… ややアカウンタビリティが高い組織
7〜10点 …… アカウンタビリティが高い組織

💬 ディスカッション

①印を付けて，感じたこと，考えたことは何か．
②組織のアカウンタビリティが上がると，今と何が変わると思うか．

ビクティムの扱い方

　普段アカウンタビリティの高い人でも，体調や仕事の調子，家庭の状況などによってビクティムに陥ることがある．アカウンタビリティを常に発揮し続けることは簡単ではない．アカウンタビリティを高く持ち続けるには，今の自分の状態を見極め，認識し，対処することが重要である．

ビクティムのタイプ

▶ 自己防衛型

キーワード
- 攻撃的 / 防御的
- 悲劇のヒロイン

- 責任転嫁

最も多いビクティムのタイプである．自己正当化のために他者を攻撃する，被害者的な態度を見せて相手の共感を求めるなどの傾向がある．

例）「なぜこんな事態になったんだ」，「上司は決めつけが激しく，私の悪口を周囲に漏らしている」，「経営層は現場をわかっていない」など

責任感過剰型

キーワード

- 責任の線引き
- 敵対意識
- 孤軍奮闘

自分の責任範囲を限定し，仕事や部下を守るために周囲と敵対するタイプである．自分の責任外のことは無関心で，引き受けようとしない．また，責任や問題を一人で抱え込み，周りを寄せ付けない傾向がある．

例）「先に私に話を通してもらわないと困る」，「これは私の部署の仕事ではない」，「これは全て私の責任だ」など

自己認識欠如型

キーワード

- 自己完結
- 状況依存
- 隠れビクティム

自分ではアカウンタビリティが高いと思っているが周囲からはビクティムに見えているタイプと，一見アカウンタビリティが高く見えるが，実際は置かれた状況に強く拘束されており自分からは行動しないタイプの2タイプに分かれる．後者は「隠れビクティム」で，本人も周囲もビクティムであることに気づかないため注意が必要である．

例）「今は人手が足りず，皆頑張らなければいけない状況なので，人が入るまでは頑張るしかない」，「私はリーダーなので，敢えて皆に苦言を呈さなければいけない」など

ビクティムのサイン

ビクティムの状態にある人は，下記のような口癖がみられる．

- 「普通は」
- 「別に」
- 「まあ」
- 「〜でいい」
- 「何でもいい」
- 「時間がない」
- 「○○さんが言うから」
- 「難しい」
- 「昨年 / 前はこうだった」
- 「〜するしかない」
- 「〜しなければいけない」

自分がビクティムになった場合

自分を責めることやアカウンタビリティを無理やり高めようとすることは，多くの場合解決につながらない．プロコーチは自分がビクティムであることに気づいた場合，「ビクティムである自分」を受け入れる．愚痴や不満を聞いてもらえる相手を見つけ，自分がどれだけ不遇な状態であるかを思い切り表出する．それにより自分の責任として考えたり受け止めたりする余裕ができ，ビクティムの状態から抜け出し生産的な思考に戻ることができる．リーダーがコーチをつける意味はここにもある．

「アカウンタビリティを引き出す」コーチング

ビクティムの状態にある人は，「自分は（もっと認められていいはずなのに）認められていない」と感じている．そのような状態にある人に対して責めたり指摘したりすることは逆効果である．

相手がビクティムな状態にある場合は，相手の話に耳を傾け，否定せずに

受け止めると良い．その上で相手が努力しているポイントや良い点を見つけて「承認」することが重要である．

アカウンタビリティを引き出すためのコーチング

▶ 話を聞く

意見を言わずに，相手が話し終わるまで聞き手に徹する．相槌を入れて共感や受容の姿勢を見せることがポイントである．相手の努力や承認してほしいポイントを見つけて，積極的に承認する．被害者的な発言を促して表出させ切ることも有効なアプローチである．

▶ 本来のありたい姿を確認する

置かれている状況を客観的に考えられるように，ありたい姿を確認するための質問を投げかける．
例）「状況を一旦脇に置いた場合，本当は何がどうなると理想ですか？」
　　「何があれば解決できますか？」

▶ アカウンタビリティを引き出す質問をする

ビクティムの状態から脱しアカウンタビリティの観点に立って考えられるように，相手に責任を持たせる質問を投げかける．
例）「あなたにできることは何ですか？」
　　「あなたにも原因があると考えた場合，改善すべきことは何ですか？」

▶ フォローアップ

相手の行動に対してサポートする姿勢を伝える．
例）「また2週間後，進捗を教えてください」
　　「私にサポートしてほしいことはありますか？」

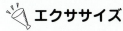 **エクササイズ**

① ペアを組み,アカウンタビリティを引き出すコーチングを行う.クライアント役は,現在抱えている仕事や家庭でビクティムの状態になっていることを思い出し,ビクティムになりきって振る舞う.
② ビクティムの状態からどの程度脱したのかを,コーチ役はクライアント役からフィードバック*をもらう.

■文献
1) ロジャー・コナーズ,トム・スミス,クレイグ・ヒックマン.主体的に動くアカウンタビリティ・マネジメント.東京:ディスカヴァー・トゥエンティワン;2009.

〈曽我香織〉

用語 フィードバック▶▶▶相手の設定した目標に対する相手の現状を主観的・客観的に伝えること.(p.90)

Chapter II
9

▶▶▶ 提案・要望

　コーチは質問を投げかけて相手の自発的な気づきを促すだけでなく，相手の目標達成のために提案や要望を行うこともある．本章では，提案・要望のスキルを紹介する．

コーチングスキル「提案」

　コーチングを学び始めた医療者から，「コーチングをしているときは相手の話を聞くだけなのか．こちらが良いアイディアを何か思いついても，言ってはいけないのか」と質問されることがある．確かにコーチングは，相手の自発的な気づきを促すものであり，コーチが一方的なアドバイスをすることはない．

　しかし，相手の目標達成に必要と思われることを提案する場合はある．例えば相手からアイディアが出てこない時や相手の視点が狭くなっている時，コーチは提案のスキルを使って相手の思考をサポートする．

　コーチが提案する目的は，相手に新しい視点を提供し目標に向けて行動を起こすサポートをすることである．提案をすることで，相手の思考や行動の選択肢を増やすことができる．コーチ自身が期待する姿に相手をはめ込もうとすることは誘導にあたり，コーチングではない．コーチングにおける提案は，行動を起こすかどうかの選択権が受け手にある点で，指示／命令とは明確に区別される．

▍提案のポイント

▶ 提案の許可を取る
例)「提案しても良いですか？」

▶ 提案は 1 度に 1 つ
例)「この問題を，委員会で共有してみませんか？」

▶ 提案を押し付けず，提案に対する相手の意見を聞く
例)「今の提案について，どう感じましたか？」

▍「タイプ」別に提案の仕方を変える

相手に対する期待を込めて提案を行っても，伝え方によっては相手を不快にさせることがある．例えばコーチは提案するための発言をしたが，相手は自分に対する批判や指摘と捉える可能性がある．「タイプ分け™」(p. 76) を活用することでより効果的な提案を行うことができる．

▶ 対コントローラー
提案を強いられることに抵抗感を抱くため，複数の選択肢を示して判断を仰ぐ．
例)「スタッフの理解を促進するためには，もう少しゆっくり話すか，途中で一旦話を止めるか，意見を聞きながら進めるのはいかがでしょうか？」

▶ 対プロモーター
アイディアに自信をもっているので，相手のアイディアを後押しするような提案をする．
例)「今お話になったアイディアを，職場の皆さんに提案してみるのはいかがですか？」

＊「タイプ分け™」は株式会社コーチ・エィの登録商標です．

▶ 対サポーター

提案に対して「イエス」と答えがちなので，相手の反応に気を配りながら提案をする．

　例）「相手の意見を聞くのもよいですが，ご自分の意見も伝えてみてはどうかと思います．何か懸念点はありますか？」

▶ 対アナライザー

曖昧な提案は避け，どうするとより効率的／合理的になるかを提案する．

　例）「相手にとって心地よい仕事の進め方を聞いてみると仕事が進みやすくなるのではないでしょうか？」

 エクササイズ

① ペアを組み，コーチ役はクライアント役に対して提案の練習を行う．コーチングのテーマは「コーチングスキルを高めるためにどうすれば良いか？」とする．コーチ役は下記に沿って質問し，最後に提案を行うこと．

> - コーチングを学んでいる目的は何か？
> - どのようなコミュニケーションを取れるのが理想か？
> - 理想に対して，現状に点数を付けるとすれば何点か？点数の理由は？
> - 理想に到達するために，課題・障害となっていることは何か？
> - 何があれば，理想に近づけるか？
> - そのために何をするか？
> - コーチからの提案

② クライアント役から感想を聞き，上手くいったポイントと改善点について意見をもらう．

コーチングスキル「要望」

コーチング学習初心者から,「相手の意見が的外れだった際,コーチは自分の意見を言ってはいけないのか」という質問を受けることがある.「的外れ」か否かは相手が決めることであり,的すなわち正解を与えたり示したりすることはコーチの役割ではない.ただし,コーチが相手の目標達成に必要だと感じたことを要望することはある.

コーチングにおける要望の目的は,相手の可能性を引き出して相手の「枠」を超えるきっかけをつくることにある.相手の思い込みや価値観によって可能性が潰れていると感じる時や相手の目標達成にとって有効な行動を思いついた時,コーチは要望のスキルを使う.

一般的に,上司からの要望は指示／命令として伝わりやすい傾向がある.しかしコーチングにおける要望は,指示／命令として伝わってはならない.なぜなら指示や命令は相手への強制を伴うことが多く,それはティーチングでありコーチングではない.コーチには要望するスキルが求められる.

▶ 要望のポイント

- 遠回しにせず,ストレートに伝える
- 「すべき」など命令口調でなく,相手への期待感を込めて伝える(要望は相手への承認になり得る)

■「タイプ」別に要望の仕方を変える

「タイプ分け™」を活用することで,より効果的な要望ができる.

▶ 対コントローラー

遠回しな表現に抵抗感を示すため,単刀直入に伝える.
例)「私はあなたに係長になってもらいたいと思っています.」

▶ 対プロモーター

自由を奪われたと感じるとモチベーションが下がるため,抽象度を上げて伝える.

例)「〇〇さんはとても能力があるので，もっと影響力を発揮してほしいと思っています.」

● 対サポーター

要望に極力応えようとするので，要望をした後に相手の反応を観察し，意思を確認する.

例)「あなたが係長をやってくれたらとても助かりますが，何か気にかかることはありますか？」

● 対アナライザー

曖昧な要望は避け，要望を伝えた背景や理由を丁寧に伝える.

例)「私たちの職場には病院の問題を把握して整理できる人がいないので，あなたに係長になってもらえると患者さんのケアの質が上がると思います.」

エクササイズ

①ペアを組み，コーチ役はクライアント役に対して要望を行う．テーマは「患者にとってより良い医療サービスを提供するためには何が必要か？」とし，コーチは下記に沿って質問し最後に要望を行う.

> - 「患者にとって良い医療サービス」の理想形は何か？
> - 理想に対して，現状に点数を付けるとすれば何点か？点数の理由は？
> - 理想に到達していないことは何か？
> - 何があれば，理想に近づけるか？
> - そのために何をするか？
> - コーチからの要望

②クライアント役から感想を聞き，上手くいったポイントと改善点について意見をもらう.

〈曽我香織〉

Chapter II
10

▶▶▶ コーチングフロー

　茶道や剣道などに「型」があるように，コーチングにも基本的な「型」がある．本章では，基本的なコーチングの流れを紹介する．なお，コーチングを始めるに当たって事前に相手との間にコーチングをすることに関する同意があることが前提となる．

コーチングの「型」を知る

効果的なコーチングを行う

　コーチは，質問を投げかけ相手に考えさせることで，オートクライン*（p. 74）を意図的に引き出し，行動変容に導く．効果的なコーチングを行うためには，コーチングスキルに加えてコーチング全体の流れの組み立てが重要である．コーチング学習者が陥りがちな問題点として，下記があげられる．

▶ コーチング学習者が陥りがちな問題点
- クライアントがコーチングの目的を理解していない，コーチを受けることに同意していない
- 目標について話さず，当たり障りのない話で終わってしまう
- 話を聞くだけで，クライアントに気づきが起きない
- コーチが次の質問を考えてしまい，話に集中できない
- いつの間にか本題から逸れて，何を話しているかわからなくなってしまう

用語 オートクライン ▶▶▶ 生物学用語から転用した言葉（暗喩）で，生物学ではA細胞から発信された情報がA細胞自身に作用することを指す．

- つい,コーチが理想とする方向にクライアントを誘導してしまう
- クライアントに代わってコーチが問題解決をしてしまう
- 職場の上下関係から離れることができず,強制感をもたせてしまう
- ディスカッションになってしまう

　コーチングを行う前に,クライアントがコーチングの目的を理解し,コーチを受けることに納得していることが重要である.クライアントがコーチングの知識を備えていない場合,上記のような会話をコーチングだと誤解してしまいコーチングに対する印象やコーチとの関係性を損なう原因となる.

● コーチとクライアントが同意すべき事項

- コーチングの目的
- コーチングで扱う範囲・扱わない範囲(ティーチング,コンサルティング,カウンセリングと区別)
- 守秘義務(セッションで話した内容はクライアントの許可なく他言しない)
- 行動責任(コーチングを受けた結果,行動変容に繋げるのはクライアントの責任)

　効果的なコーチングを行う上で,コーチングの基本的な「型」である「コーチングフロー」を活用すると良い.コーチングフローに沿ってコーチングを行うことで,全体の流れを掴みながら進めていくことができる.

● コーチングフロー

　コーチングフローは,6つのステップから構成される 図1 .具体的な流れは以下の通りとなる.

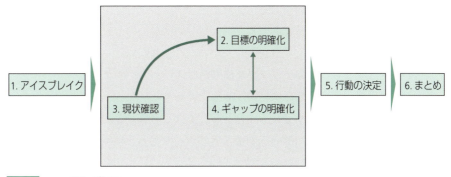

図1 コーチングフロー

❶アイスブレイク

クライアントが話しやすいような環境づくりを行う．

例）
- 仕事の調子はどうですか？
- 最近は忙しいですか？
- 息抜きも兼ねて，10分くらい話しませんか？

❷目標の明確化

クライアントが話したいテーマや，クライアントが実現したいと思っていることを明確にする．

例）
- 今はどのような目標を持っていますか？
- この時間で，どのようなことが話せるといいですか？
- どのような状態が理想ですか？

❸現状の確認

❷であげた目標や理想の状態に対して，現状の姿を確認する．

例）
- 目標に対して，今はどのような状況ですか？
- 目標に対して，今は何パーセントくらい到達していますか？
- 目標を達成するために，どのような取り組みをしてきましたか？

❹ギャップの明確化

　❷の目標や理想に対して，何が足りていないのかを明確にする．

例）
- 目標と現状にギャップがある理由は何だと思いますか？
- 目標達成ができない理由があなたにあるとしたら，何ですか？
- やりたいと思っているけれども，やれていないことは何ですか？

❺行動の決定

　❷の目標を達成するために必要な行動を明確にする．

例）
- ここまで話して，やってみたいと思ったことは何ですか？
- この1，2週間でできそうなことはありますか？
- 止めた方が良いこと，変えた方が良いことはありますか？

❻まとめ

　話していて何が明確になったのか，コーチングの時間がクライアントにとってどのような時間だったのかを確認する．また，クライアントに対するサポートの姿勢も伝える．

例）
- 整理されたことや気づいたことはありますか？
- 話したかったことはどの程度話せましたか？
- この話について進捗を聞かせてもらえませんか？

エクササイズ

　ペアを組み，コーチングフローを実践する．

ポイント

コーチングフローの中で最も重要なのは,「❷目標の明確化」である.ここで特に意識したいポイントは3つある.

① 「❷目標の明確化」に時間をかける

クライアントの気づきや行動変容を起こすためには,「❷目標の明確化」について多くの質問を投げかけることが大切である.❷を扱わずに「❹ギャップの明確化」や「❺行動の決定」にばかり時間をかけると,クライアントが「コーチに責められている」,「誘導されている」と感じやすく,上手く進めることができない.

② 「やりたい目標」を扱う

一般的に,「目標」には3種類ある.

1) Hope to の目標

「〜になれたらいいな」,「〜できたらいいな」など,目標達成までの手段やプランがなく,自分の力で実現する意思がない目標.責任の所在がなく,実現性が低いため,コーチングでは扱わない.

2) Want to の目標

「〜をやりたい」,「〜したい」など,本当に達成したいと思っており,実現するための行動計画を立てられる目標.コーチングでは,「Want to」の目標を扱う.

3) Have to の目標

「〜しなければいけない」,「〜すべき」など,義務的なニュアンスが強い目標.「Have to」の目標はクライアント自身が望む目標ではないため,コーチングでは扱わない.

コーチが「Hope to」や「Have to」のニュアンスを感じた場合は,上記3つの目標について説明して「Want to」の目標を引き出すようにします.

③定量的・具体的な目標にする

クライアントが考えている目標が抽象的で曖昧だったり，達成基準が不明確だったりする場合は，より明確な目標にする必要がある．例えば，「スタッフがやる気のある職場」，「リーダーとして影響力を発揮する」などの目標は，達成基準が曖昧で主観的になりやすいため，望ましくない．

目標を立てる際には，「SMART」の頭文字で始まる5つの基準が満たされているかを確認する 表1 ．

表1 SMART な目標設定を行う

Specific（具体的に）	誰が見てもわかる，明確で具体的な目標
Measurable（測定可能な）	目標の達成度合いが客観的に判断できる定量化された目標
Achievable（達成可能な）	希望や願望ではなく，実現可能な目標
Related（職務に関連した）	自分の所属組織や病院全体の目標につながる，自分の職務に関係した目標 （※利己的な目標ではなく，それを達成することで組織や病院全体にとってプラスになる目標）
Time-bound（期限がある）	達成する期日が決まっている目標

3分間コーチング

p.111 でご紹介したコーチングフローは，クライアントの気づきや行動変容を生み出すために効果的なツールである．しかし，コーチングフローを行うにはまとまった時間が必要となるため，医療者にとっては時間捻出が難しいことも考えられる．そのような場合には「3分間コーチング[1]」を活用することをお勧めする 図2 ．

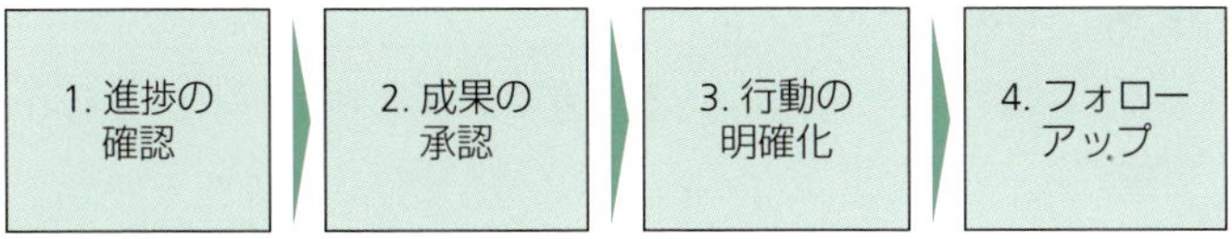

```
1. 進捗の    2. 成果の    3. 行動の    4. フォロー
   確認         承認        明確化       アップ
```

図2 3分間コーチング

3分間コーチングの流れ

具体的な流れは以下の通りである．

▶ 1．進捗の確認

目標に対する進捗を尋ねる．

例）
- 先日話していた目標の進み具合はいかがですか？
- 目標に対する進捗はありましたか？

▶ 2．成果の承認

どんなに小さな変化でも引き出し，クライアントが努力したことを承認する．これにより，相手のモチベーションアップにつながる．

例）
- 目標達成に向けて，どのようなことに意識していますか？
- 上手く行っていることは何ですか？

▶ 3．行動の明確化

これから行動に移すことを尋ねる．この時，押し付けや強制にならないように言い方を注意する．

例）
- 次は何をしますか？
- 目標達成に向けて，これからどのような行動を起こしますか？

4. フォローアップ

3に向けて，考えられる障害や必要なサポートがあるか尋ねる．

例）
- その行動を起こすために，考えられる障害はありますか？
- その障害は何があれば乗り越えられますか？
- 私に期待することはありますか？

3分間コーチングは，①クライアントとの関係性が成立していること，②コーチングで扱う目標をクライアントとあらかじめ共有していること，の2つが前提となる．目標に対する進捗確認として，クライアントと職場ですれ違ったときや移動時間などの「隙間時間」を見つけて小まめに行うようにする．進捗を尋ねることにより，コーチングで設定した目標について意識する機会が増え，行動変容につながる可能性が高まる．また，コーチがクライアントの目標を気にしていることを伝えることで「承認」につながり，クライアントのモチベーションを上げることにもなる．

【注意点】コーチングに向かない人（アンコーチャブル）

コーチングはいつでも，誰にでも機能するわけではない．コーチングに向かない人，コーチング不可能な人のことをアンコーチャブルと呼ぶ．例えばコーチに依存するクライアントや，自分の思考や行動を変えるつもりが全くない人，精神疾患のある人はアンコーチャブルである．クライアントがアンコーチャブルであると判断した場合，コーチはコーチングを中断したりやめたりすることを提案できる[1]．

■文献
1) 伊藤 守. コーチングマネジメント－人と組織のハイパフォーマンスをつくる. 東京: ディスカヴァー・トゥエンティワン; 2002.

〈曽我香織〉

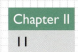

効果的な質問をする

適切なタイミングで効果的な質問をすることがコーチングの質を決定すると言われている．すなわちコーチの質問は，成り行き任せのものではなく，意図をもっている．本章ではそのことの意味を理解し，いかにして適切なタイミングで効果的な質問をすることができるのかについて学ぶ．

人は「質問」に支配されている

「質問」は通常，情報収集のためのものと考えられている．しかしながらコーチングにおける質問の重要性は，「人は質問されなければ考えない」ということの中に存在する．そして「考える」ことによって「気づき」が促進され，それが従来の習慣的行動とは異なる新たな行動につながるのである．

2006年に報告された論文によると，私たちの行動の40％以上は，「その場の意思決定」によるものではなく「習慣的な行動」であるとされる[1]．「習慣」はどのように醸成されるのだろうか．

自分の頭の中で交わされる会話（自問自答）のことを，「セルフトーク」と呼ぶ．自問とは，「今日のスケジュールはどうなっていたかな？」，「上司から怒りを買わないためにはどうしたらいいか？」など，自分に対する問いかけのことを指す．自答とは，自問に対する自分への答えのことである．例えば，「今日は定例会議の後に院内をラウンドして，午後から出張だ」，「とりあえず上司に謝りのメールをしておいて，口頭でフォローしよう」など．私たちの日々の行動は，幾つものセルフトークによって成り立っていると言える．

すなわち，私たちの行動の質（仕事のパフォーマンスなど）は，自分に

投げかける質問の質によって決まる．例えば，「どうやって仕事で楽をするか？」という質問を自分に投げかけている人は，「定時ギリギリに職場に着く」，「周りに報告をしないでおく」，といった行動を選択する．反対に，「最高の医療サービスを提供しているか？」という質問を自分に投げかけている人は，「サポートして欲しいことはないか患者さんに尋ねる」，「困った表情をしている患者さんに声を掛ける」などの行動を選択する．

自分に投げかける質問は，個人の思考や価値観によって定型化思考の癖や価値観によって固定化する傾向がある．

以上のような背景から，コーチングにおける質問は，
①クライアントの思考を整理する．
②クライアントの思考を具体化する．
③クライアントの気づきを促す．
といった目的を持っている．

コーチングスキル「質問」

質問は，「**オープン・クエスチョン**」と「**クローズド・クエスチョン**」の2種類に分けることができる．オープン・クエスチョンとは，5W1H*を使って相手に自由に答えさせる質問．クローズド・クエスチョンは，はい/いいえのように二者択一で答えさせる質問である．

それぞれの特徴を 表1 にまとめる．

コーチングでは，オープン・クエスチョンを積極的に投げかけ，相手に考えさせることを狙いとする．

用語 **5W1H**▶▶▶いつ（When），どこで（Where），だれが（Who），何を（What），なぜ（Why），どのように（How）という6つの要素をまとめた，情報伝達のポイントのこと．

表1 質問の種類

	オープン・クエスチョン	クローズド・クエスチョン
定義	自由に答えさせる質問	はい／いいえ，A／Bなど択一で答えさせる質問
目的	● 相手に考えさせる ● 相手の意見を聞く ● 情報収集する	● 確認する ● 意思決定させる
利点（＋） 欠点（−）	● 自由な発想や意見を聞くことができる（＋） ● 気づきや主体性を引き出しやすい（＋） ● 回答に時間がかかる（−）	● 相手が回答しやすい（＋） ● 回答に時間がかからない（＋） ● 詰問や誘導になりやすい（−）

質問の抽象度

　質問の抽象度を，「チャンク（塊）」と言う．抽象的な質問から具体的な質問に掘り下げていくことを「**チャンクダウン（深掘り）**」，逆に具体的な質問から抽象度を上げていくことを「**チャンクアップ（視点上げ）**」と言う．

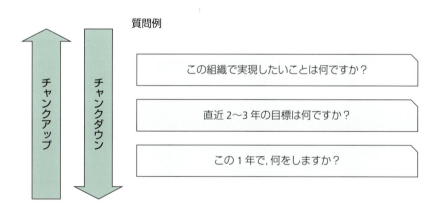

図1　チャンクダウンとチャンクアップ

　チャンクダウンの質問は，具体化していくため，クライアントの思考を深めるのに役立つ．一方，チャンクダウンの質問ばかりしていると，相手の自由な発想や思考を妨げ，枠に閉じ込めてしまう．視野狭窄に陥りやすい欠点

がある．また，コーチに誘導されたと感じる場合もあり，多用することは好ましくない．

　チャンクアップの質問は，より大きなテーマを考えさせるため，相手の思考の「枠」を外し，視点を上げるのに役立つ．

　相手から限定された答えしか返ってこない場合や，他にも選択肢がありそうな場合は，「スライドアウト（横滑り）」の質問を使う．具体的には，「<u>他に考えられることはありますか？</u>」，「<u>他にも考えられる原因はあるでしょうか？</u>」などと尋ねることがスライドアウトになる．新しい発想や他の選択肢を引き出したい場合に役立つ．

 ポイント

　アナライザータイプ（p. 77）は，質問に対して正確に答えたいと考えているため，チャンクの小さい質問（具体的な質問）をされるのを好む傾向がある．また，唐突にチャンクの大きい質問（抽象度の高い質問）をされると，返答に詰まることがある．そのためアナライザータイプには，チャンクの小さい質問（具体的な質問）から始めて，徐々にチャンクアップしていくと良い．

　反対にプロモータータイプ（p. 78）は，チャンクの大きい質問を得意とし，チャンクの小さい質問を嫌がる傾向がある．チャンクの大きい質問は理想を描くのに役立つが，必要な行動が明確化されにくい欠点がある．プロモータータイプにはチャンクの大きい質問から始めて，徐々にチャンクダウンしていくと良い．

 エクササイズ

　ペアを組み，「仕事で実現したいこと」をテーマにコーチングを行う．コーチ役は「オープン・クエスチョン」を心がけながら，必ず1回以上「チャンクアップ」，「チャンクダウン」，「スライドアウト」の質問をする．

質問のバリエーションを広げる

　相手の思考の枠を拡げる質問をするためには，質問の目的に応じて色々な質問を繰り出せるだけの質問のストック（蓄え）が必要である．ここでは，目的に応じた質問例を見ていく．表2，表3，表4，表5．

表2　（ある一定のことについて）具体的に考えさせる質問

質問の目的	質問例
思考を整理する ● 考えを言語化する ● 問題の所在を明確にする ● 考えをまとめる	●「その問題が起こっている理由として考えられるものを，思いつく限りあげてもらえますか？」 ●「その問題が起こっている最大の原因は何でしょうか？」 ●「今，お話しになったことを一言でまとめるとどうなりますか？」
思考を深める ● 明確化する ● 言葉を定義づける ● 気づきを促す ● 前提を疑う	●「スタッフのモチベーションを高めるとは，具体的にどういったことでしょうか？」 ●「あなたが言う"信頼"の定義は何ですか？」 ●「ここまで話して，気づいたことは何ですか？」 ●「そもそも，部下に主体性がないと思うのはなぜでしょうか」？
目標を明確にする ● 達成基準を作る	●「あなたの目標の達成度合いは，何で測ることができますか？」

表3　自由に考えさせる質問

質問の目的	質問例
発想を広げる ● イメージを描く ● アイディアを出す	●「どのような職場で働きたいですか？」 ●「良いスタッフを集めるために，どのようなアイディアを持っていますか？」
目標を考える ● Want to を引き出す	●「今の職場を，どのような職場にしたいですか？」
モチベーションを上げる ● やる気を引き出す	●「今の仕事の山を越えたら，何をしたいですか？」

II-11　効果的な質問をする

表4 異なる視点で考えさせる質問

質問の目的	質問例
視点を変える ● 主語を変える ● 時間軸を変える ● 制約を外す ● 反対のことを聞く	●「あなたの部下は，あなたに何を期待していると思いますか？」 ●「3年後のあなたは，どうなっていると思いますか？」 ●「今の制約が全てなかったとしたら，まず初めに何をしますか？」 ●「もし，目標が達成されなかったらどうなりますか？」

表5 相手を理解する質問

質問の目的	質問例
価値観を知る ● 背景を知る ● 大義や信条を知る	●「あなたはなぜ，今の職場を選んだのですか？」 ●「あなたが仕事をする目的は何ですか？」 ●「仕事をする上で，何を最も大切にしていますか？」

💬 ディスカッション

コーチングにおける質問の目的
①クライアントの思考を整理する．
②クライアントの思考を具体化する．
③クライアントの気づきを促す．
と上記の質問のバリエーションの対応を整理する．

📣 エクササイズ

ペアを組み，「職場における自分の目標」をテーマにコーチングを行う．コーチ役は必ず1回以上「具体的に考えさせる質問」，「自由に考えさせる質問」，「異なる視点で考えさせる質問」，「相手を理解する質問」をする．

■文献
1) Neal DT, Wood W, Quinn JM. Habits—a repeat performance. Psychological Science. 2006; 15: 198-202.

〈安藤　潔〉

Chapter II

12

▶▶▶ リーダーシップ

　専門性や価値観・背景の異なる多職種が協働し，チーム医療を実現して患者中心の医療を提供するためには，リーダーの存在が不可欠である．本章ではリーダーのあり方を考察し，自分に合ったリーダーシップを発揮するためのヒントを紹介する．

良いリーダー，悪いリーダー

　リーダーにはどのような要素が求められるだろうか．医療現場に実在するリーダーを振り返り，良いリーダーと悪いリーダーの違いを明確にする 表1, 表2 ．

✏️ ワーク

　医療現場の「良いリーダー」，「悪いリーダー」を思い浮かべる．一人でも部下を率いている人であれば役職・職種・年齢・性別は問わない．それぞれの特徴として思い浮かぶ要素を箇条書きで書き出す．

表1　リーダー像

良いリーダー	悪いリーダー

💬 ディスカッション

① グループで良いリーダー，悪いリーダーの特徴を話し合い，代表的なものをそれぞれ3つずつ選ぶ．
② 上記3つを選んだ理由をあげる．

表2 （参考）ある医療機関の管理職が上記ディスカッションを行った結果

良いリーダー	悪いリーダー
● 部下を褒める	● 労いがない
● 労いがある	● 部下を否定する
● ありがとうと言ってくれる	● 部下に八つ当たりする
● 相談しやすく，答えがある	● 部下のせいにする
● 部下の意見をよく聞く	● 部下の意見を聞かない
● いつも見ていて話を聞いてくれる	● 威圧感があり相談できない
● 頼れる	● 意見を言わせない
● ミスをした時に責任を取ってくれる（フォローがある）	● 責任を取らない
● 包容力がある	● 押し付ける
● 守ってくれる	● リーダーシップがない
● リーダーシップがある	● 理念がない
● スキルが高い	● 好き嫌いがある
	● 理解力がない

「良いリーダー」，「悪いリーダー」の定義は所属組織によって異なる．そのため，あげられる特徴も組織によって違いが見られる．一方で，ほとんどの医療機関で共通してあげられる特徴が2つある．

▶共通してあげられる特徴

- 良いリーダー：「褒める」，「話を聞いてくれる」
- 悪いリーダー：「否定する」，「話を聞いてくれない」

良いリーダーの特徴に「褒める」があるが，医療現場には褒めることを苦手とするリーダーが多いようである．褒めることが苦手な理由には，「褒めると相手がサボタージュする（怠ける）のではないか」など管理者としての不安と，「自分は上司から褒められたことがない」という自身の経験の2点

があげられる．

　目的なくひたすら褒めている場合は，相手の過信や怠慢に繋がる可能性がある．しかし，目的を持ってタイミング良く褒めれば相手の自己効力感[*]（p. 83）やモチベーションを高めることができる．

コーチ型リーダーが求められる理由

　第一部で紹介したように，コーチングはコミュニケーション力や高いリーダーシップを発揮するための手法としてさまざまなリーダーに学ばれている．その理由は，時代の変遷と密接な関係がある．ここで，時代ごとに求められるリーダー像を振り返る．

　1900〜1920年代までは，権力者が頂点に立つ中央集権型のリーダーが求められた．例えば，軍隊式の中央集権的な仕組みを産業界に持ち込んだフォード・モーターの創立者，ヘンリー・フォードのようなリーダーが象徴的である．同社の手法は大量生産に優れ，効率的である点で評価された．しかし多様化していく消費者ニーズに応えることができず，終焉を迎える．

　続く1930〜1960年代には，権力で率いるのではなく組織全体に価値観と働く意味を与え，一体感を醸成して組織を牽引する調整型リーダーが求められた．当時，高度経済成長期にあった日本企業がこのタイプに該当する．結果的に，日本はGNP（Gross National Product：国民総生産）世界第2位を達成し，アメリカをしのぐ急成長を果たすこととなる．しかし次第にこの手法も形骸化し，機能しなくなった．

　そして1990年代には，組織の方向性を提示しスタッフ間の競争を促して組織改革に挑む変革型のカリスマリーダーが求められた．

　例えばGEのジャック・ウェルチ，アップルのスティーブ・ジョブズなどのリーダーが該当する．彼らはこれまでのリーダーシップを否定し，毅然と大胆に行動するリーダーとしての存在価値をアピールすることに成功した．

　一方，カリスマ性の強いリーダーのデメリットは，組織がリーダーの能力に依存しスタッフが受け身的になりやすく，組織全体が脆弱化することだった．また，リーダーが代わった場合に組織が崩壊する弱点もあった．

　このような背景を踏まえて2001年頃からは従来のリーダー像が逆転し，

逆ピラミッドの最も下にリーダーが位置して支えるのが，新たなリーダーシップの形となる．ミッションやビジョンを組織全体に共有し，コミュニティ意識を育て，個人と向き合ってオープンなコミュニケーションをとり，個人や組織の主体性を引き出す支援型リーダーである．例えば，サウスウエスト航空，スターバックスなどがあげられる[1]．

支援型リーダーは，スタッフを信頼して個々の能力に応じた仕事や責任を与える．そのためスタッフの能力や主体性が引き出され，結果として組織としての力が最大化される．コーチングは，支援型リーダーに必須のコミュニケーションスキルだと言える．

タイプ別リーダーシップ発揮方法

「タイプ分け™」（p. 76, 105）を理解すると，コントローラーやプロモーターでなければリーダーに向いていない，リーダーシップを発揮できないと感じる人がいる．しかし，どのタイプであってもリーダーシップを発揮することは可能であり，役職がなくてもリーダーシップを発揮することができる．ここでは，タイプ別の特性を活かしたリーダーシップの発揮方法や注意点を紹介する．

■ コントローラー

▶ 得意なリーダーシップ

スピーディーに意思決定をして，物事を推進していくことが得意である．緊急事態や期限の迫った業務遂行，大人数を指示・命令型のリーダーとして動かしていく必要がある場合に向く．

▶ 注意点

仕事を任せずにマイクロマネジメント（管理者である上司が部下に干渉しすぎること．全業務を監督し，部下に意思決定権を一切渡さない）を行った

＊「タイプ分け™」は株式会社コーチ・エィの登録商標です．

り，全ての意思決定権を自分に集中させてしまったりする傾向が見られる．周囲の主体性ややる気を奪う可能性があるため，何をどこまで任せるのかを明確にした上で部下に仕事を依頼するよう注意する．

プロモーター

● 得意なリーダーシップ

場を盛り上げて楽しい空間を作り，周囲を「その気にさせる」ことが得意．イベントの企画や新規プロジェクトの発足メンバーなどに向く．

● 注意点

その場の盛り上がりを重要視するため本来の目的から外れたり，採算を度外視した計画を立ててしまったりすることがある．また，感情で動きやすいプロモーターやサポーターだけでチームが構成されていた場合，アイディア出しに終始してしまうことがある．アナライザーやコントローラーをチームに入れる，あえて懸念点や阻害要因に注目するなど，実行・実現に向けた具体化を行う必要がある．

サポーター

● 得意なリーダーシップ

周囲の主体性を引き出し，周囲を主役としながら進めていくことが得意．現場からの意見が出にくい職場や，次世代リーダーを育成したい場合の育成役に向く．

● 注意点

周囲に仕事を任せすぎると，「頼りない」「聞くだけで，決めてくれない」などの不満につながることがある．リーダーとしての自分の役割を定義し，大きな方針決めは自分で行うよう意識することが大切である．

アナライザー

得意なリーダーシップ

緻密で正確性の求められる業務を計画立てて進めることが得意．臨床研究や病院機能評価の取得準備，クリニカルパスの作成などに向く．

注意点

正確性や論理性を追求するため，細部に気を取られて全体像を見失ってしまうことがある．目的や全体像を毎回確認する，コントローラーをプロジェクトに入れてフィードバックをもらうようにするなどの工夫が必要である．

同職種だけで会議しているとコミュニケーションタイプに偏りが生じやすく，議論の視点に偏りが生じたり，議論が進まなくなったりすることがある．例えばサポーターだけで構成される会議はお互いの意見に耳を傾け，共感し合えるものの，時間がかかり結論が出ない，といったことが起こり得る．

自分の周りのコミュニケーションタイプを観察し，周りと異なるコミュニケーションタイプの特性を意識して使うことで，話し合いの場をより有意義なものとすることが期待できる．

📣 エクササイズ

　ペアを組んで，自分らしいリーダーシップを発揮するためのコーチングを行う．コーチ役は下記に沿ってクライアント役に質問し，相手の考えを引き出す．

① これまで，職場でどのようなリーダーシップを発揮したいと思ってきたか？
② あなたが職場で発揮しているリーダーシップは，あなたの個性や強みが何パーセント位発揮されていると思うか？
③ これからあなたが発揮したいリーダーシップとは，具体的にどのようなものか？　それは，何によって身に付けられると思うか？

　最後に世界中のリーダーに愛読されている古典『マネジメント　基本と原則』（ピーター・ドラッカー著）をコラム9で紹介する（p.131）．

■文献
　1）小杉俊哉．リーダーシップ3.0 カリスマから支援者へ．東京：祥伝社；2013．

〈曽我香織〉

コラム9
『マネジメント　基本と原則』（ピーター・ドラッカー著）[1] の紹介

　「マネジメント」という言葉は「管理」「経営」と訳され，それらは一般には企業のためのもの，企業業績や収益をあげるための手法と理解されている．しかしながら，この言葉に，より普遍的な内容を与えたのが本書の著者であり，「マネジメントの発明者」とも呼ばれるドラッカーである．彼は処女作の『「経済人」の終わり　全体主義はなぜ生まれたか』（1939年）で，ファシズムの起源を経済至上主義によって生じた社会的矛盾に求めた．それ以後の著作でその解決手段をイデオロギーに求めるのではなく，実際的な「マネジメント」に求めたことがドラッカーのユニークな点である．したがって「マネジメント」は，はじめから企業の収益を上げるという経済至上主義とは対極のものとして生まれたことは強調しておいたほうが良い．

　本書でマネジメントの3つの役割が定義されている．①自らの組織の使命を果たすこと，②仕事を通じて働く人たちを生かすこと，③自らの組織が社会に及ぼす影響を処理し，社会の問題の解決に貢献すること，である．この定義から，マネジメントは企業にとどまらずあらゆる組織に普遍的に適用できるものであることが理解される．

　これらの役割のうち，①，③は当然のこととして理解できるが，②の視点が現代社会では特に重要となっている．なぜなら複雑化する現代社会ではあらゆる人が何らかの組織に属しており，人生の一部となっているからである．本書でドラッカーは「人は最大の資産である」として，働きがいのために3つの条件を提示している．①生産的な仕事，②成果についてのフィードバック，③継続的学習，がそれであり，「これら3つの条件は，働く者が自らの仕事，集団，成果についての責任を持つための，いわば基盤である．したがって，それはマネジメントの責任であり，課題である．」としている．

　病院には医師，看護師，薬剤師をはじめとする多種類の専門職集団が存在し，それぞれ異なる組織文化を持っている．ドラッカーは1990年に病院組織をはじめとする非営利組織におけるミッション，マネジメントの重要性を指

摘し，組織の特性やニーズに焦点をあわせたリーダーシップとマネジメントの理論の必要性を論じている[2]．

文献
1) ピーター・ドラッカー．マネジメント　基本と原則．東京：ダイヤモンド社；2001．
2) ピーター・ドラッカー．非営利組織の経営．東京：ダイヤモンド社；2007．

〈安藤　潔〉

コラム 10
アカデミックコーチへの期待

　近年，研究指導へのコーチングの活用が注目を集めつつある．しかし実際には，ティーチングとコーチングのバランスをとることが難しく，大学院生が対象の場合は修了年限の制約からティーチングに流れがちであることが指導教員の悩みであると思われる．

　東北大学では，本学の医学部教員研修，全国の大学教員などを対象とした専門性開発プログラム，全国の高等学校・中学校などの理数教育担当教員を対象とした科学技術振興機構の次世代人材育成事業「サイエンス・リーダーズ・キャンプ」において，コーチング研修プログラムを実施してきたが，そこでもティーチングとコーチングの案配について質問を受ける．院生指導であれば，大まかには修士課程はティーチング優位，博士過程はコーチング優位と考えるが，個人差が大きいと感じている．

　いわばアカデミックコーチにとって大切なことは，コーチ型教員の特性を理解し，ティーチングとコーチングを意識的に使い分け，試行錯誤することであろうと考える．

表 コーチ型教員の特性
（東北大学医学部教員研修で用いている評価表の項目を示した）

ア）学生の話をよく聞いている
イ）学生が話しやすくなるような言動をとっている
ウ）学生には詰問でなく，自由に安心して答えられる質問をしている
エ）学生が自立して学習できるようにしている
オ）学生が理解しやすい内容で伝えている
カ）学生の考えなどを尊重し，承認している
キ）教育職としての自分の外見（視線，声のトーン，姿勢，人との距離など）に気を配っている
ク）学生からのフィードバックを受け止めている
ケ）学生が受け取りやすい形でリクエストや提案をしている
コ）学生のタイプをつかむことができる
サ）学生のタイプに合わせたコミュニケーションをしている
シ）学生とのコミュニケーションを大切にしている

〈出江紳一〉

Chapter II
13

多職種コミュニケーションを活性化させる

　Chapter II -1 で価値共創型の組織の特徴として対話的コミュニケーションの重要性を学んだ．さらに Chapter II -2 で患者中心医療の組織作りの課題解決のためには組織構成者，ステークホルダーとの対話的コミュニケーションが重要であることを学んだ．それらの対話が交わされる場としては会議，ミーティングが多い．コーチングスキルを学んだ今，これらの多職種コミュニケーションを活性化させるための具体的なスキルの適用・注意点を学ぼう．

ファシリテーションのポイント

　病院内には医師，看護師，薬剤師，検査技師，栄養士，ソーシャル・ワーカー，理学療法士，作業療法士，病院事務職，などなど多種類の専門職集団が存在する．さらに近年は地域包括ケアの導入により，病院外の地域の医療・介護専門職との連携も重要な課題となっている．それぞれが異なる組織文化・行動規範を持っているため，深い相互理解がないと効果的なチーム医療を行うことができずにチーム内の軋轢を生むことになる．チーム医療を促進する上では，多職種コミュニケーションを効果的に行う必要がある．異なる専門性や価値観，背景を有する多職種間のコミュニケーションを生産的なものとするためには，何を意識すればよいだろうか（コラム 11『「チーム医療」とは何か　医療とケアに生かす社会学からのアプローチ』も参照（p. 144））．本章では，多職種による会議やミーティングに際してコーチングをどのように利用するのかを学ぶ．

まず，職場で行われている会議について考えてみる．一般的に会議は，目的に応じて5種類に分類することができる 表1．

> **表1** 会議の種類
>
> 1. 意思決定のための会議
> 2. 問題解決の計画を立てる会議
> 3. ブレインストーミングのための会議
> 4. 人事評価のための会議
> 5. 情報共有のための会議

▶ 1.　意思決定のための会議

　最終的な意思決定を行うために，さまざまな意見を収集する会議．リーダーは，最後まで自分の意見を述べず，意見を引き出すことに注力する．

▶ 2.　問題解決の計画を立てる会議

　職場の問題解決に向けて，解決方法を具体化していくための会議．問題を解決するために必要なアクションや実現方法，キーパーソン，期日を明確にする．

▶ 3.　ブレインストーミングのための会議

　良いアイディアを生み出すための会議．意見の論理性や正しさ，実現可能性などの制約を除外して，発想を広げる．

▶ 4.　人事評価のための会議

　役職者同士で職員一人ひとりの評価について擦りあわせ，評価の根拠やフィードバック内容を決定するための会議．

▶ 5.　情報共有のための会議

　業務の進捗や結果など，対面で情報共有すべき重要事項について伝達しあう会議．

次に，会議を有効な時間とするためのための基本的なルールを以下にまとめる 表2．

表2 会議の基本ルール

1. 予定外の議題は持ち出さない
2. 役職，職種などのポジションパワー*を使わない
3. 積極的に「聴く」「話す」「書く」
4. 時間厳守（延長する場合は時間を決める）
5. 意見が異なる場合は否定するだけでなく，代替案を出す
6. 全員が意見を伝える
7. 1人が話し続けない（目安は2分）

（参考：漆原 次郎．日産 驚異の会議 改革の10年が産み落としたノウハウ．東京：東洋経済新報社；2011[1])）

会議の進行役（ファシリテーター）は，会議の目的に応じて基本ルールを設定し，会議の初めに参加者に共有する．

これにより，会議をより生産的な時間にすることができる．

多職種コミュニケーションを考える

普段，職場で行われている多職種間会議を思い浮かべ，下記について○△×の3段階でチェックをする 表3．

表3 多職種コミュニケーションのポイント

1. 会議の目的やゴールが明確である
2. 会議終了時に，決定事項や持ち帰り事項が明確になっている
3. 特定の人が話すのではなく，色々な立場の人が話している
4. 医師に遠慮することなく，多他職種が自由達に発言している
5. 上位職に遠慮することなく，若手が自由闊達に発言している
6. 他職種の意見に耳を傾けている
7. 特定の人の発言に左右されず，意見の内容によって判断されている
8. 発言が少ない人に意見を求めている
9. 反対意見が出た場合，頭ごなしに否定せず，発言の背景を尋ねている
10. 決裁権・決定権のある人の発言に反対意見を言える人がいる

当てはまる○（2点），まあ当てはまる△（1点），当てはまらない×（0点）
(15点以上：多職種コミュニケーションが良好，10点以下：多職種コミュニケーションが不良)

　　　　　　　　　　　　　　　　　　　　　　　　　　　　　　点

用語 ポジションパワー▶▶▶組織における制度上の地位・肩書きが持たせる力のこと．高いポジション・高い職位にあることによって部下は指示に従い，動く．

💬 ディスカッション

会議の基本ルールを踏まえながら，下記についてディスカッションを行う．
① チェックしていて，気がついたこと，考えたことは何ですか？
② 多職種間会議をより生産的な時間とするために，必要なことは何ですか？
③ ②を達成するための阻害要因は何ですか？ 阻害要因はどうすれば解消されますか？

💡 ポイント

雑談や一方的な伝達の場となっている会議の特徴として，下記があげられる．

```
生産性の低い会議の特徴
 1. 伝達会議に終始し，意見交換がなされていない
 2. 役職の高い人が発言し，他の人は静まり返っている
 3. 発言力のある人に流され，反対意見が出ない
 4. 特定の人への個人攻撃や，決めつけが激しい
 5. 主観・感情的な批判はするが，提案がなされない
 6. 誰も責任をとりたがらず，仕事の押し付け合いになっている
```

生産性の高い会議を行うためには，会議の基本ルールの徹底と司会進行（ファシリテーション）のスキルが必要である．

上位職が会議の司会を務めている場合は，司会を若手に任せたり，持ち回りにしたりすることで，より自由闊達な意見交換の場にすることができる．

臨床現場における多職種連携ミーティングについて，コーチングを用いたファシリテーション事例を紹介する．

院内多職種チームミーティングでの方針策定（事例）

T病院のがん化学療法チームで抗がん剤による粘膜傷害が話題になり，院内で口腔領域の専門家である歯科医，歯科衛生士を招いて情報共有と意志決定のためのミーティングを開催した．参加者は以下の通り（発言順）．

- **A**：医師（司会者）
- **B**：歯科医
- **C**：看護師
- **D**：歯科衛生士
- **E**：事務部長
- **F**：薬剤師

A：本日はお忙しい中をお集まりいただいてありがとうございます．皆さんもご存知のように，口内炎や口腔粘膜障害は抗がん剤治療を受ける患者さんにとってもっとも不愉快な副作用のひとつです．食べられないこと，味がわからなくなることは患者さんのQOLを低下させますし，感染症の原因ともなります．最近，学会でも抗がん剤を投与されている患者さんの口腔ケアが話題になっています．そこで本日のミーティングは当院の化学療法チームで口腔ケアをどのようにしていくか，皆さんの意見を聞きながら方針を考えていきたいと思います．よろしくご協力お願いします．

本日は歯科のB先生と歯科衛生士のDさんにもご参加いただきました．まずはB先生，ご専門の立場からご意見いただけますか．①

B：粘膜傷害作用の強い抗がん剤では口内炎予防のためにクライオセラピー*が有効だという報告を聞いたことがあります．理論的には有効だと思いますが，どの程度エビデンスがあるのかはわかりません．

用語 **クライオセラピー** ▶▶▶ 抗がん剤投与前に氷などで口腔内を冷却して血流を低下させることにより粘膜への抗がん剤の影響を減じて口内炎を予防する治療．

C：抗がん剤の副作用の中で嘔気に関しては，良い薬が出て昔と比べると患者さんもずいぶんと楽になったと思います．しかし，口内炎はひどくなるととても患者さんが苦しみます．少しでも有効であるなら是非クライオセラピーをしていただきたいと思います．②
B：私もクライオセラピーの専門家ではないのですが，各施設でやり方はまちまちのようですし，正しいやり方はなく，どこも施設で伝統のやり方をやっているようです．
A：歯科衛生士のDさんはご意見がありますか？③
D：C先生の仰るとおりだと思いますが，もしクライオセラピーをはじめるのであれば各施設のやり方を学んでそれらを比較したいと思います．
B：病棟業務が増えるようであれば歯科衛生士の増員もお願いしたいですね．
A：Eさんはご意見ありますか．
E：少し気になるのが，口内炎予防のための口腔ケアには保険加算がありません．歯科衛生士の増員が必要であるのなら，病院の収支にも影響があるかもしれませんので，試算が必要だと思います．④
B：粘膜障害が重症であれば，在院日数，抗菌薬・麻薬の使用日数が延長することが知られています．医療経済的なメリットも大きいと思います．
C：口腔内の清掃方法は看護師も勉強しておくと，患者指導に良いですよね．
A：Fさんはご意見ありますか．
F：調剤で問題なければ，含嗽薬を作成することは問題ありません．粘膜傷害により内服も困難になる患者さんがいるので，薬剤師としても関わっていくことが必要と考えています．
A：ありがとうございます．⑤

（ミーティングが続く）

A：さて，そろそろ時間ですが，どなたか最後に追加の質問，ご意見はありますか？⑥
　ないようですので，本日話された内容をまとめたいと思います．重要な論点が3つあったと思います．
　1つはクライオセラピーや口腔ケアに関する医学的エビデンスがどれくら

いあるのかということでした．この点に関してはB先生，次回までに調査をお願いできますか？⑦

B：わかりました．次回報告いたします．

A：Dさんは各施設のクライオセラピーのやり方を調べて比較していただけますか？⑦

D：わかりました．知り合いからも情報を集めておきます．

A：最後に医療経済的な問題ですね．Eさん，次回までに試算をお願いできますか？⑦

E：わかりました．他院の様子も調べておきます．

A：ありがとうございます．それでは次回のミーティングは1カ月後に予定したいと思いますので，引き続きよろしくお願いいたします．

本日はありがとうございました．

(出江 紳一. リハスタッフのためのコーチング活用ガイド 第2版. 患者支援から多職種協働までのヒューマンスキル. 東京: 医歯薬出版; 2018[2])

▶ 解説

① ミーティングの冒頭に当たって，目的とその背景を簡潔かつ明確に提示する．参加者へのリスペクトの表現と特に初参加者の紹介は重要である．

② Bの「専門性志向」とCの「患者志向」の関係がみられる．

③ 職種，職位，年齢，性差などの要因からミーティングでの発言に遠慮がある場合もある．参加者全員から発言を得られるように配慮することが司会者の重要な役割である．司会者は，発言者に偏りがないか，全員が発言しているかを常に意識する．時には指名して発言を求める．

④ Bの「職種構成志向」とEの医療経営に関する「専門性志向」の関係がみられる．

⑤ それぞれの立場から意見を引き出している．「専門性志向」「患者志向」「職種構成志向」「協働志向」の調整を行いつつ，目標設定，合意形成に向けて議論を続けていく．

⑥ ミーティングの時間は厳守する．あらかじめ予定時間を知らせておく．最後に言い残したことがないかどうかを確認する．延長する場合は，あらかじめ参加者の同意をとる．

⑦役割分担を明確にする．次会までの課題を各自に具体的に提示して，確認をとる．

💬 ディスカッション

多職種ミーティングに向けてどのような事前準備が必要かディスカッションを行う．

地域医療連携における医療と介護の円滑な情報共有（事例）

　Bさん（女性78歳）は独居，要介護1でケアマネージャーのAさんが担当している．長男，次男家族は他県に在住．疎遠であり見舞いにも訪れていない．今回，自宅で転倒，大腿骨を骨折し，T病院に入院し手術を受けた．今後の方針を決定するため，担当者会議が開催された．

A：ケアマネージャー（司会）
B：患者
C：担当医師（T病院）
D：担当理学療法士（T病院）
E：ソーシャルワーカー（T病院）
F：ヘルパーサービス責任者（Fヘルパーステーション）
G：デイサービス相談員（Gデイサービス）

A：本日は皆様お忙しい中をお集まりいただきましてありがとうございます．これからBさんの担当者会議を始めさせていただきます．
まずは，初めての方のいらっしゃると思いますので，自己紹介からよろしくお願いいたします．
　ではBさん，お名前をお願いします．
B：○○　○○○です．今日はよろしくお願いします．
　（・・・・と順に自己紹介）

A：Bさん，体調はいかがですか？
B：はい，おかげさまで大分良くなりました．
A：C先生，Bさんの治療についてお聞かせ下さい．
C：そうですね．手術は問題なく終わりましたが，臥床による筋力の低下がリハビリでどの程度まで回復するかが問題だと思います．
A：ありがとうございます．Dさん，リハビリの様子はいかがですか？
D：はい，歩行も平行棒を使って少しずつですが，足が前にゆっくり出るようになりました．Bさん，頑張っていますね．
B：はい，歩けるようになりたいです．
A：Eさん，Bさんの日々のご様子はいかがですか？
E：入院当初は意欲の低下が見られ，話しかけにもほとんど応答されませんでしたが，2週間ほど前から食欲もでて，意欲が感じられるようになりました．ご家族では，ご長男様は全く連絡がつきません．ご次男様と一度電話でお話いたしましたが，お仕事が忙しいとのことです．①
A：今日は息子さんはお仕事で残念ながらご参加いただけませんでしたが，Bさんのご希望を聞いていきたいです．

　Bさん，ずいぶんお元気になられましたが，まだおひとりで生活なさるには大変なことが多いと思います．

　どのような暮らしだと安心ですか？②
B：皆さんに御世話になっていますね．でも息子も忙しいし，迷惑はかけたくないです．どうしたらいいかしら・・・
A：今日はBさんのご希望を伺って，これから退院後の生活を皆でサポートしていこうという集まりなので，ぜひお気持ちをお聞かせください．
B：そうですね…できれば自宅に戻って…今までのように生活したいです．
A：自宅で今まで通り生活されたいのですね．〈バックトラック〉
Dさん，自宅で生活するのにリハビリの進行状況はいかがでしょう．
D：そうですね．今のレベルであれば4点杖でゆっくり歩行ができると思います．
A：Bさん，私からひとつ提案させてください．安心してご自宅で生活していただくために，週4日ヘルパー，週3日デイサービスを利用したらどうでしょうか？〈提案〉

B：そうですね．毎日どなたかにみていただければ安心です．
G：私たちのデイサービスは理学療法士もいますので，リハビリを計画的に実施していくことができます．ご希望でしたら夕食も召し上がって帰れます．うちの理学療法士（H）からDさんに連絡してもよろしいでしょうか？
D：ええ，いつでもどうぞ．Hさんはよく知っています．退院時にはリハビリ実施記録をお渡しいたします．
F：ヘルパーはお掃除中心に調理も一緒にしましょう．ご希望でしたら，1回はお散歩に同行することもできます．
A：Bさん，いかがですか？
B：ありがたいです．また自宅で暮らせるのなら，息子にも心配をかけないでできそうです．

▶ 解説

① まずは全員でBさんの現状に関する共通認識を持つための情報共有を図る．
② ケアマネジャーは単に「情報提供」のみでなく，本人や家族，関係機関の関係者に「ゴールは何か？」「そのための手段は何か？」を決断させ，納得した行動変容を起こすための支援を行う[3]．

（出江紳一．リハスタッフのためのコーチング活用ガイド 第2版．患者支援から多職種協働までのヒューマンスキル．東京：医歯薬出版；2018[2]）

💬 ディスカッション

地域包括ケアにおける多職種連携を円滑に行うために日頃心がけるべきことは何か？

■文献
1) 漆原次郎．日産 驚異の会議 改革の10年が産み落としたノウハウ．東京：東洋経済新報社；2011．
2) 出江紳一．リハスタッフのためのコーチング活用ガイド 第2版．患者支援から多職種協働までのヒューマンスキル．東京：医歯薬出版；2018．

3) 井上直子. 地域ケアにおける多職種連携とコーチング. 病院. 2017; 76: 149-51.

〈安藤　潔〉

コラム 11
『「チーム医療」とは何か　医療とケアに生かす社会学からのアプローチ』(細田満和子著)[1]の紹介

　社会学は人間と社会（組織）の関わりを対象とした学問であり，医療行為や医療組織も当然その対象となる．これまで多くの社会学的知見が医療のあり方に重要な示唆を与えてきた．著者は医療社会学者として 22 の医療関連職種，150 人へのインタビューと 12 年にわたるフィールドワークの成果をまとめた，初めての「チーム医療」の社会学的分析である．

　病院内には医師，看護師，薬剤師，検査技師，栄養士，ソーシャル・ワーカー，理学療法士，作業療法士，病院事務職，などなど多種類の専門職集団が存在する．さらに近年は地域包括ケアの導入により，病院外の地域の医療・介護専門職との連携も重要な課題となっている．それぞれが異なる組織文化・行動規範を持っているため，深い相互理解がないと効果的なチーム医療を行うことができずにチーム内の軋轢を生むことになる．

　著者は「チーム医療」の 4 つの志向性，6 つの困難を指摘している．4 つの志向性とは「専門性志向」（各職種が専門性を発揮すること），「患者志向」（患者が中心であること），「職種構成志向」（複数の職種がかかわること），「協働志向」（複数の職種が，互いに協力していくこと）であり，いずれもチーム医療の重要な要素である．一方で，これらはしばしば対立関係，相克関係となることから 6 つの困難が生まれる．すなわち，①「専門性志向」vs「患者志向」，②「専門性志向」vs「職種構成志向」，③「専門性志向」vs「協働志向」，④「患者志向」vs「職種構成志向」，⑤「患者志向」vs「協働志向」，⑥「職種構成志向」vs「協働志向」，の対立である．

　異なる原理に立脚する者同士が「対話」することによって，それぞれの見方の差異が発見され，それを埋めていこうとすることが最適な医療を提供する基盤となる．チーム医療とは，自由にコミュニケートし合う中で最適な医療を見

つけていく営為である．

　チーム医療の現場では日常の協働のなかで互いの信頼関係を築くことが重要である．多職種ミーティングが情報共有，方針決定の場となる．参加メンバーそれぞれが充実感を持てるようなミーティング運営を心がけたい．

文献
1) 細田満和子．「チーム医療」とは何か - 医療とケアに生かす社会学からのアプローチ．日本看護協会出版会．2012．

〈安藤　潔〉

Chapter II
14

対患者コミュニケーションとコーチング

　Chapter II-2（p.51）で患者との対話にコーチングを活用することの意義を考えたが，コーチングスキルを学んだ今，より深くその意義と具体的なスキルの適用・注意点を学ぼう．

対患者コミュニケーションを考える

対患者コミュニケーションの重要性

　患者中心性医療を実現するうえで患者と医師の対話的コミュニケーションが必須であることは言うまでもない．また，エビデンスに基づく医療（Evidence based medicine：EBM）を補完するものとして提唱された物語に基づく医療（Narrative based medicine：NBM）の基盤も対話的コミュニケーションである．これらの背景はChapter IIで概説されているが，Narrativeという概念を医療に導入するきっかけとなったのはコラムで取り上げた「病の語り」（アーサー・クラインマン）である（コラム12「病の語り」（p.158））．

　対話的コミュニケーションのモデルであるコーチングがこれらの実現のために利用できることは，国内でも臨床研究やさまざまな書籍で紹介されている．（Chapter I-2，p.10を参照）

　本章では対患者に特化したコーチングを扱う．一般の人を対象としたコーチングとの最も大きな違いはもちろん「病い」の存在であり，共感的な姿勢がより必要とされる．そのためには「承認」がどの段階でも重要なスキルとなる[1]．相互の信頼感が基本となることと，双方向・個別対応・現在進行形のコーチング3原則には変わりない．

対患者コーチングのポイント

Chapter II -10 でご紹介した「コーチングフロー」(p. 109)を診察室での医療面接，ベッドサイドでの会話などの場面において患者に活用するためには，われわれの経験から若干の改変が必要であった．

コーチングフロー（患者版）

コーチングフロー（患者版）は，6 つのステップから構成される 図1．

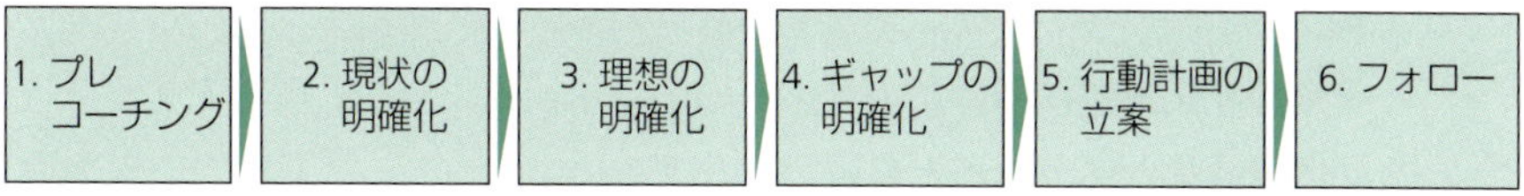

| 1. プレコーチング | 2. 現状の明確化 | 3. 理想の明確化 | 4. ギャップの明確化 | 5. 行動計画の立案 | 6. フォロー |

図1 コーチングフロー（患者版）

具体的な流れは以下の通りである．

▶ 1. プレコーチング

プレコーチングの目的は，患者とラポール（信頼関係）を構築することである．信頼を得るために，まずコーチから自己紹介を行い，自己開示する．「承認」(p. 83)や「聴く」(p. 70)スキルを使って，共感を示しながら，話しやすい環境を作る．対患者コーチングで特に重要なステップである．

例）
- お待たせしました，担当いたします○○と申します．
- どちらからお越しになったのですか？
- 体の調子はどうですか？
- それはお辛いですね．

▶ 2. 現状の明確化

患者の病気に対する現状認識を言語化する．オープン・クエスチョンやクローズド・クエスチョンなどの質問のスキルを使い (p. 118)，患者が考え

ていること，コーチングで扱いたいこと，を引き出し言語化する．

例）
- どのような痛みがあるのですか？
- 日常生活にどのような支障があるのでしょうか？
- 手術はなるべく避けたいということですね？

▶ 3．理想の明確化

患者がどのような状態を望ましいと考えているのかを言語化する．オープン・クエスチョンやクローズド・クエスチョンを活用し，患者自身の言葉で理想の状態を描けるようサポートする．

例）
- 今の状況を脇に置いた場合，どのような状態になると理想ですか？
- 本当は体がどうなると良いですか？
- 退院したら，何をしたいですか？

▶ 4．ギャップの明確化

現状と理想の状態のギャップがどのように引き起こされているかについて，患者の認識を引き出し，問題点を明らかにする．

例）
- 手術を避けたいということですが，何が一番懸念なのですか？
- 治療方針を決めかねている理由は何ですか？
- 治療に対して前向きになりにくい理由として，どのようなポイントがあげられますか？

▶ 5．行動計画の立案

患者があげたギャップを解消するための具体的なゴールを設定する．ゴールはコーチが決めるのではなく，患者に決めてもらう．「Want to」（p. 113）のゴールを引き出すようにする．

例）
- ここまで話して，取り組んでみようと思ったことは何ですか？
- この1週間は，何を心がけて生活しますか？

▶ 6. フォロー

行動計画を実行に移す際の障害について尋ね，次回行動の結果を教えてもらうよう伝える．ここで，コーチからフィードバック（p. 89）や提案・要望（p. 104）があれば伝える．

例）
- ここまでで，気になっていることや懸念点はありますか？
- 先ほどお話された行動プランを実際にやってみて，その結果を次回の診察で教えてもらえますか？

エクササイズ

ペアを組み，コーチングフロー（患者版）を実践する．患者役は模擬患者となる．疾患の性格に応じてどのような点に注意すべきか話し合う．

ポイント

コーチングフロー（患者版）を実施する際には，以下のポイントに工夫が必要である．

①理想の明確化

回復の見込まれる患者では，「自分は病気である」という制限を設けずに，自由に話してもらうことが効果的．一方，長期予後が望めない患者では，短期的に実現可能な目標について扱うのが良い．それぞれの質問の仕方を工夫する．

②ギャップの明確化

このステップは，患者が自身の病気や現在の病状と直面しやすいため，注意が必要．現状を受け入れることが困難だと思われる患者には，このステップを省略してもよい．

③ 行動計画の立案

ゴール設定をする際には「SMART」（p. 114）の考え方が応用できるが，患者の心理負担にならないよう配慮が必要．初期段階では比較的達成しやすいゴールを設定し，「達成できた」という成功体験を積ませることがポイント．成功体験を積むことで，次のゴールに取り組む意欲がわく．

④ Narrative based medicine（NBM）とコーチング

対患者コーチングはNBMの実践ととらえることもできる．「現状の明確化」は患者の解釈モデルを言語化するプロセスである．ただし，コーチと主治医が別の場合は，コーチは患者-主治医関係に対する十分な配慮を必要とされる．

⑤ コーチングが適さない状況の見極め

重篤な疾患と診断された直後や終末期など，患者の現状受け入れが不十分である場合にはコーチングを行うことができない場合がある．このような場合には，ステップ1（プレコーチング）にとどまって，時期が来るのを待つことが望ましい．また，精神疾患を持つ場合にもコーチングを行うことは困難である．

対患者コーチングのケーススタディ

対麻痺発症直後のベッドサイドにおけるコーチング

 ワーク

下記ケースを読み，コーチングスキルが使われている箇所に下線を引き，「コーチングスキル」欄にスキル名を記載する．

【背景】Aさんは40代の専業主婦で，自宅で突然両下肢に力が入らなくなり入院した．脊髄梗塞と診断され理学療法が処方された．ICU管理後，一般病棟の6人部屋へ移った．理学療法介入当初はリハ訓練に対して拒否的であり，身辺処理動作ができないことに対して気分の落ち込みが見られていた．一般病棟に移ってから作業療法が処方された．両下肢に重度の感覚障害があり，日常生活動作は食事以外は全介助であった．また脊髄ショックによる排尿障害に対して膀胱内カテーテルが留置されていた．作業療法開始時の目標を，リハ訓練への動機付けとした．

【病室での会話】

作業療法士：こんにちは．これからAさんの午前のリハビリを担当します作業療法士のXXと申します．お迎えにきましたよ．
患者：今日は足とお腹が痛いから，リハビリは休みたいんです．
作業療法士：そうですか…足とお腹が痛いんですね．足はどこがどんなふうに痛いんですか？
患者：全体的にしびれるような感じで痛いんです．痛くて夜も眠れないんです．
作業療法士：そうなんですね．夜も眠れないくらい痛いならつらいですよね．お腹はどんなふうに痛いですか？
患者：しばらく便が出てなくて，看護師さんに浣腸されて…，まだ全部出てないような感じです．だから，起きるとお腹が痛くなるような気がして…．そんな状態で車いすに乗りたくないです．車いすに乗って，（便が）出たくなったら困るし．
作業療法士：（便を）したくなったら，車いす用のトイレがあるのでトイレに行けますよ．
患者：ええー！そんなのいやだ．先生が連れて行くんでしょ．
作業療法士：ところで，リハビリについてお医者さんから何か説明はありましたか？
患者：とにかく，リハビリしなきゃダメだって．
作業療法士：…そうですか．足やお腹が痛いとつらいとは思うんですが…．リハビリについて少し説明してもよろしいですか？

【コーチングスキル】

【病室での会話】　　　　　　　　　　　　　【コーチングスキル】

患者：…はい．
作業療法士：体がつらいのはよくわかるんですが，だからといってリハビリを休んで寝てばかりいるのは体によくありません．それはわかりますか？
患者：…（頷き）
作業療法士：今は足とお腹の痛みですよね．たとえば他の部分はどうですか？
患者：…
作業療法士：このまま寝てばかりいると，今は問題がないところ，たとえば手の力も落ちてしまうことがあります．今回の病気とは関係ない健康なところが，寝て過ごすことによって悪くなることがあるんです．だから，リハビリは早くから始めた方がいいと思うんです．
患者：…（まだ不安そうな顔で）
作業療法士：痛みがあるならここでできることから始めますよ．
患者：どんなことができるんですか？
作業療法士：寝ながらできる体操から始めましょう．どうですか？
患者：それくらいなら，できそうです．
作業療法士：ここまでお話してみて，どうですか？
患者：新しい訓練が始まると聞いていて，どんな先生が来るんだろうと不安だったけど，できることからやればいいんだと知って安心しました．
作業療法士：安心していただけてよかったです．

（出江紳一．リハスタッフのためのコーチング活用ガイド第2版．東京：医歯薬出版；2018．）

💬 ディスカッション

① 普段のあなたの対患者コミュニケーションと共通している点は何か？
② 普段のあなたの対患者コミュニケーションと異なる点は何か？
③ 対患者コミュニケーションにおいて，コーチングが機能せず，ティーチングやカウンセリング，コンサルティングが有効な場面をそれぞれ考える．

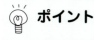 **ポイント**

メタ・コミュニケーション

「メタ」という言葉には,「上から」「離れて」といった意味がある.メタ・コミュニケーションとは,その場で交わされているコミュニケーションを上から,または離れたところから俯瞰して観察し,気づいたことをその場で話題にすることを指す.具体的には,「ここまで話して,どうですか？」「話していて,あまり会話が噛み合っていない感じがしたのですが,いかがですか？」など,会話の感想を相手に尋ねる.

これにより,相手が会話に対して感じていることや,相手にとって有効な時間であるかの確認をすることができる.会話のテンポが合っていないと感じた時や,相手が本音を言っていないような印象を持った時などにメタ・コミュニケーションを使い,軌道修正を行うきっかけ作りをすると良い.

先ほどのケースで行われていたコミュニケーションの逆の例（コーチングを使わずに一方向的なコミュニケーションになっている場合）ではどのようになるかを次に示す.

【病室での会話】	【コーチングスキル】
作業療法士: お迎えにきました. 患者: 今日は足とお腹が痛いから，リハビリは休みたいんです. 作業療法士: 医師からリハビリを休んでいいと言われたのですか？ 患者: いえ…お医者さんはとにかく，リハビリしなきゃダメだって. 作業療法士: 勝手に決めるのは良くありません．それに，リハビリを休んで寝てばかりいるのも体によくありません. 患者: …（頷き） 作業療法士: このまま寝てばかりいると，歩けなくなりますよ．それでもいいですか？ 患者: …（不安そうな顔で） 作業療法士: 早く起きてリハビリしましょう.	

💬 ディスカッション

p. 151 のケースで行われているコミュニケーションとの相違点は何か？

▍手術法の選択に迷う患者へのコーチング

✏️ ワーク

下記ケースを読み，コーチングスキルが使われている箇所に下線を引き，「コーチングスキル」欄にスキル名を記載する．

また，この患者が「タイプ分け（コントローラー／プロモーター／サポーター／アナライザー）」の何タイプであるかも推測してみる．

> 【背景】Bさんは42歳の専業主婦である．乳がん検診で左乳房にしこりを指摘され，紹介された総合病院で乳がんと診断された．乳がんの治療についてインターネットや知り合いに聞いて調べてみると，手術だけで治療が終わるわけではなく，手術後も症状によって抗がん剤やホルモン療法などを継続したり，経過観察のために定期的に診察を受けることが必要であることを知った．もともとBさんは膠原病で大学病院に通院していた．がんの治療で長く通院するのであれば同じ大学病院で乳がんの治療を受けようと思い，総合病院からの紹介状を持って大学病院を受診した．
>
> 大学病院では「乳房温存術」と「乳房切除術」の2つの治療法があり，治療法によって生存率に差がないことも説明された．いずれかの選択はBさんに任されていたが，どちらとも決められないまま入院し術前検査を進めてきた．月曜日に手術が行われる予定で週末は自宅で過ごす許可をもらっていたが，外泊前の金曜日に，受け持ち看護師がBさんに声をかけた．

| 【病室での会話】 | 【コーチングスキル】 |

看護師：こんにちは．Bさん．毎日寒いですけど，体調はいかがですか？
患者：おかげさまで，なんとか風邪は引かずにすんでいます．
看護師：そうですか，それは良かったです．今，インフルエンザが流行っていますが，手術前の大事な時期ですから，私，Bさんが風邪などひいていないか気になっていたんです．
患者：どうもありがとう．体調の方は大丈夫なんだけど，手術のことでまだ迷っているの．
看護師：そうですか．手術のことで迷っているんですね．どんなふうに迷っているのか，良かったら聞かせていただけませんか？
患者：ええ，最初の病院では，乳房を全部取った方がいいって言われました．その段階では全部とる覚悟をして，それが一番の方法だと思ってたんです．だけど，こちらの先生からは乳房を残す手術も選べると言われました．
（中略）
看護師：では，乳房を残す温存術と全部取る切除術のそれぞれの手術後の治療については，どのようにお聞きになりましたか？
患者：はい．乳房を温存した場合には放射線治療が必要になるって言われました．月曜日から金曜日まで，毎日通って5週間から6週間放射線をかけると言われました．全部とった場合はかけなくていいそうです．
（中略）
通うとなったら，主人が営業の仕事をしているので，外回りの仕事をやりくりして，毎日送り迎えしてくれるっていうと思うけど，申し訳なくてね．
（中略）
看護師：そんなふうに思っておられることを，ご主人にはお伝えになったんですか？
患者：いいえ．主人や子どもにとって，私はいつも元気なお母さんだから，あんまり心配はかけたくないんです．それに先生からがんだって言われた時，主人は一緒に話を聞きに来てたんですけど，私が主人をなぐさめなくちゃいけないくらいショックを受けちゃって．だから，これ以上あんまり心配させるようなことはしたくないな，と思っているの．

14　対患者コミュニケーションとコーチング

【病室での会話】	【コーチングスキル】
（中略） **看護師**：一つ，私から提案したいことがあるんですが，よろしいですか？ **患者**：提案？ええ，どうぞ． （中略） **看護師**：Bさんの，いつも元気なお母さんでいたい，そのお気持ちはすごくよくわかります．ですから，Bさんがそうやっていつも元気にいられるためには，Bさんだけが頑張るのではなくて，ご家族にそのお手伝いをしてもらうっていうふうに考えて，まずは1回，ご主人に相談してみてはいかがですか？ **患者**：（目に涙を浮かべて）そうね…．私，今までずっと一人でなんとかしようと思ってた．がんばってたけど，やっぱりつらかったです．そうね，これから長いんだもんね．元気なお母さんでいられるためには，少しずつ家族に手伝ってもらう，そういう考え方もあるのね． **看護師**：ええ，そうですよ．Bさん，やはりおつらかったんですね．私も，Bさんが入院されてから明るく振舞っている姿を見ていたのですが，少し無理をしているように感じていました． （中略） **患者**：今日，これから外泊するから，外泊中に主人に正直に話してみることにします．それで，手術の方針についても，よく話し合ってみます．	

（安藤 潔．がん患者を支えるコーチングサポートの実際．東京: 真興貿易医書出版部; 2005．）

💬 ディスカッション

① このケースで看護師が対患者コミュニケーションにおいて意識していることは何か？

② このケースの患者Bは何タイプだと推定されるか？その根拠は何か？

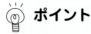 **ポイント**

患者のタイプに合わせた関わり

タイプ分け™ は，患者コミュニケーションにも有用である 表4．

表4 タイプ別コミュニケーションのポイント

患者のタイプ	コミュニケーションのポイント
コントローラー	回りくどい表現や，長い説明に苛立ちやすいため，目的やポイントを端的に伝えることが重要．命令的な口調を避け，判断や意思決定は極力相手に委ねる．
プロモーター	自分の行動を制限されることや，ネガティブな話を嫌う．病気が治った後にどうしたいかや，患者のビジョンを聞き出すとモチベーションが高まる．
サポーター	周りの人の感情に敏感で，あまり自分の主張をしないため，患者が無理をしている場合がある．患者の気持ちに寄り添い，本音を引き出すように努める．
アナライザー	治療方針の決定や病状の説明をする際には，正確な情報と根拠を提示するようする．数字を示しながら，「なぜ，こうする必要があるのか」を説明すると納得度が高まる．

対患者コーチング実施の実際

　　対患者コーチングは外来や病棟での診療時間内に行うこともできるが，それとは別に患者相談室や病院外で時間をとって行われることもある．コーチとクライアントが対等な関係であるというコーチングの前提を考えれば，後者の方が本来のコーチングの条件を満たしている．

　　またコーチングフローに従った「定型的なコーチングセッション」と「コーチング的な関わり」を情況に応じて使い分ける．短時間の関わりの中でも，承認，傾聴，質問を意識するだけで大きな効果がある．「3分間コーチング」が参考になる．（Chapter Ⅱ -10 参照，P. 114）

　　具体的な設定ごとのコーチング実用例は巻末に示された成書を参照されたい．

■文献
1) Hayashi A, et al. Analysis of subjective evaluations on functions of Tele-Coaching Intervention in patients with spinocerebellar degeneration. NeuroRehabilitation. 2008;23, 159-69.

〈安藤　潔〉

コラム12
『病いの語り　慢性の病いをめぐる臨床人類学』（アーサー・クラインマン著）[1]の紹介

　著者のアーサー・クラインマンは精神医学および医療人類学の研究者であり，現代医療におけるillness narrativesの重要性を明らかにした．Narrativesはその後，日本では「語り」「物語」「ナラティブ」として通用しているが，「語り」「物語」といった日常的に使われていた言葉が特別な意味を帯びることとなった．本書は1988年に出版されたが，その後の医療に大きな影響を与え，Narrative based medicine (NBM) (1998), Narrative Medicine (2006) などの概念が提唱されている．

　本書で著者は「病い」と「疾患」という言葉を使い分けている．前者は「個人にとってのひとつの経験」であり，後者は科学的に構成された概念である．すなわち「病い」の意味はその当人が創り出すもの（説明モデル）であり，「疾患」の意味は生物医学的モデルが決定する．

　「病いの経験は，われわれの時代や生活を構成しているあらゆる特徴と分かちがたく結びついている．すなわち，われわれのもっている観念，感情，家庭や職場での対人関係，さらには広く共有されているイメージ，経済力，ケアや福祉の社会的機構と結びついている．」「われわれは，どのようにしてこのような病いの経験について知ることができるのだろうか？外来診察室においてだけではなく，家族や友人のネットワーク，さらには苦しんでいる人の自己の内面にまで入っていき，病の語りを通じて，病の経験にかかわる．そのような話は，『どこが悪いのか？』『これはどんな病いなのか？』『どうやってこの病気にかかったのか？』『どんなことが苦しいのか？』『どんな治療をしている

のか?』といった問いに対して，さまざまな条件の下で，さまざまな情況において，答えようとして語られるものである．そして自分自身や他人に語ることで，われわれは症状の意味を理解する．あるいは少なくとも，何か首尾一貫したものを引き出そうと努める.」(日本語版への序文より)

　筆者らはこのような「病いの語り」を引き出すためにコーチングという枠組みを利用している[2].

文献
1) アーサー・クラインマン．病いの語り．東京：誠信書房；1996.
2) Ando K, et al. Clinical Evidence Development and Education of Medical Boston; Coaching for Narrative Based Medicine in Japan. Boston: Coaching in Leadership and Healthcare; 2017.

〈安藤　潔〉

索 引

あ行

アカウンタビリティ	94, 95, 97
アナライザータイプ	120
アンコーチャブル	116
安全	55, 56
医学教育分野	32
医工コーチング概論	32
井戸端会議型	45
イノベーション人材	32
医療の質	41
医療の質の指標（QI）	42
インフォームド・コンセント	15
エサレン研究所	10
エンパワーメント	15
オートクライン	74, 75
オープン・クエスチョン	118, 148

か行

会議	135
介護予防	31
解釈学	14
外部メディア	57
隠れビクティム	97, 100
語り	158
価値共創型	44
活動・参加	56
患者安全	36
患者安全文化尺度日本語版	37
患者経験価値 Patient Experience（PX）	39, 42
患者志向	140, 144
聴く	6, 70
気づき	117
協働志向	140, 144
クライオセラピー	138
クローズド・クエスチョン	118, 148
軍隊型	45
敬語	21
傾聴	29
健康関連 QOL	30
言語論的転回	14
口腔アセスメントマニュアル	49
広報	57
コーチ型リーダー	126
コーチ・トゥエンティワン	12
コーチング・スキル・アセスメント・プラス	37
コーチングフロー	2, 33, 110, 112, 147
コミュニケーション	14, 21, 49
コミュニケーション・スキル	31
コミュニケーション満足度	30
コンピタンシー（高成績者の共通能力）	49

さ行

シェアード・ディシジョン・メイキング	15
自己効力感	29, 83
自己裁量権	98
自己認識力	90
疾患への心理的適応	28
質的研究	28, 29
疾病管理	24
質問	117
社会構成主義	14, 19

主体性	94
承認	2, 6, 29, 83, 86, 102
職種構成志向	140, 144
信頼関係	147
ステークホルダー	57
スライドアウト	120
生物医学的モデル	158
セカンドオピニオン	15
脊髄小脳変性症患者	28
説明モデル	158
セルフトーク	117
全米医学協会	17
専門職集団	54, 55
専門性志向	140, 144
組織活性度	36
組織のアカウンタビリティ	98

た行

タイプ分け™	76, 79, 81, 107, 127
対話	51
対話型コミュニケーション	46
多職種協働	47, 58
多職種コミュニケーション	134
地域包括ケア	60
チーム医療	44, 48, 134
チームワーク	49
チャレンジャー号	95
チャンクアップ	119
チャンクダウン	119
提案	6, 104, 105, 149

な行

仲良しサークル型	45
ナラティブ	20, 158
ナラティブセラピー	20
日本摂食嚥下リハビリテーション学会	58
人間性心理学	10
認知主義	20

は行

爆発事故	95
反ペーシング	68, 69
ヒエラルキー	54, 55
ビクティム(被害者)	95, 102
ファシリテーター	136
フィードバック	2, 6, 58, 66, 89, 90, 92, 93, 103, 129, 149
プレコーチング	147
フレームワーク	54
プロモーター	120
米国医師会(AMA)	32
米国医療の質委員会	36
ペーシング	6, 62, 66, 67, 69
訪問リハビリテーション	55
ポジションパワー	136

ま行

慢性疾患	24
ミーティング	134
無知の知	54
メタ・コミュニケーション	153
メディカルコーチング研究会	16
燃え尽き	16
目標設定と行動化	30
モデリング	10
物語り	40, 158
物語論	14

や行

病い	146, 158

要望	6, 104, 107, 149

ら行

来談者中心療法	11
ラポール	54
リーダーシップ	124
リハビリテーション医療	48
臨床実習	31
臨床指標（CI）	42
レセプター	72, 73

欧文・数字

3分間コーチング	157
5W1H	118
EBM	14, 146
Health Coaching	24
ICF（国際コーチ連盟）	12
Life Coaching	28
NBM	14, 146, 150
NLP	10
Patient eXperience（患者経験価値）	39, 42
QOL	58
SMART	114, 150
THROAT (The Holistic and Reliable Oral Assessment Tool)	49

医療コーチング ワークブック
—対話的コミュニケーションのプラットフォーム　　Ⓒ

発　行	2019年5月1日　1版1刷
編　者	日本摂食嚥下リハビリテーション学会教育委員会
著　者	出江紳一 安藤　潔 曽我香織
発行者	株式会社　中外医学社 代表取締役　青木　滋 〒162-0805　東京都新宿区矢来町62 　　電　話　03-3268-2701(代) 　　振替口座　00190-1-98814番

印刷・製本/有限会社祐光　　　　　　　　〈MS・MU〉
ISBN978-4-498-04870-6　　　　　　　　Printed in Japan

JCOPY　＜(社)出版者著作権管理機構　委託出版物＞
本書の無断複製は著作権法上での例外を除き禁じられています．
複製される場合は，そのつど事前に，(社)出版者著作権管理機構
(電話 03-5244-5088, FAX 03-5244-5089, e-mail: info@jcopy.or.jp)
の許諾を得てください．